新潮文庫

脱スマホ脳かんたんマニュアル

ハンセン

新潮社版

11744

目次

挿画　タラジロウ

脱スマホ脳かんたんマニュアル

はじめに　あなたのことかもしれないよ

友だちでいつも寝不足の子はいませんか？　あっという間に集中力が切れたりする子や、すぐに怒ったり焦《あせ》ったりする子、ぜんぜん運動をしていない子もいるかもしれません。あとは、周りにどう思われるかばかりを気にしている子など。どの子のことも心当たりがあるのではないでしょうか。友だちでいなければきょうだい、親や親戚《しんせき》にいるかもしれません。

信じられないかもしれませんが、その全員が、たった1つの「ある物」のせいでそんな風になっているのです。それ自体は素晴らしい物なのに、使い方をまちがえると大変なことになる物です。あなたはかしこいから（それにこの本の題名を知っているし）、それがスクリーンのついたデジタル機器だというのはすぐに分かると思います。具体的に言うとスマホ、タブレット、パソコンです。この本ではその3種類をスクリーン機器と呼んでいきます。

スクリーンタイムというのは、スクリーン機器を1日にどのくらい使うかを決めた時間のことです。なぜ時間を制限しなければならないのか、その理由はあなたも良く知っているでしょう。でもなぜ、時間を決めないといけないほど、スマホをやめられないのでしょうか。

この本では、なぜスクリーン機器がそんなに魅力的なのかを説明した上で、スマホやタブレットのせいで起きる問題を防ぐ方法をくわしく見ていきます。でも、安心してください。スクリーンのついたものは全部捨てて、松ぼっくりで遊べとは言いませんから。もちろん、松ぼっくりで遊びたければ止めませんが……。**この本はかしこくスマホやタブレットと付き合うための本なのです。**

それと脳がどう関係あるのでしょうか。スクリーン機器が他とちがうのは、これまで存在した物の中で一番かしこいという点です。だからとても便利だし、使っていて楽しいわけですが、アプリやソフトは私たちの生活を便利にするために作られているだけではなく、何が何でも私たちの興味を引くように研究しつくされています。いったん手に取ったら、そのまま画面を見てしまう、そうなるように開発されているのです。

スクリーン機器は人間の感じ方や考え方を良く知っているので、私たちを上手に

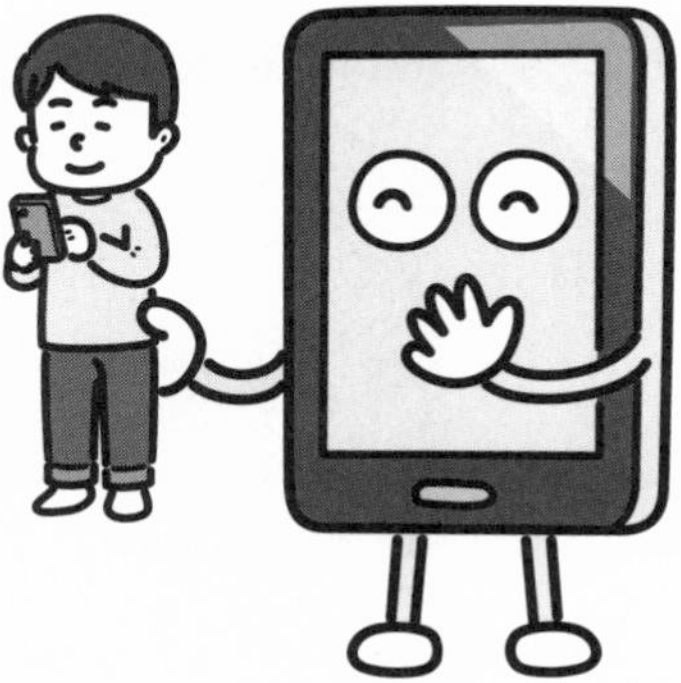

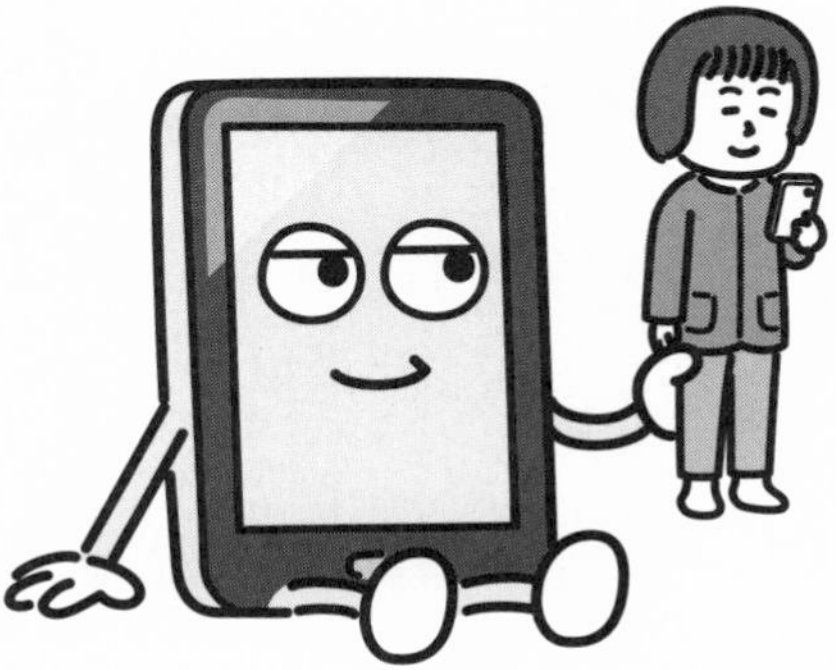

操ります。スマホから手をはなし、他のことをしようとは思えないようになっているのです。

だから私たちのほうがスクリーン機器の上をいくようにしませんか？　スマホやタブレットを使っている時に脳の中で何が起きているのか、それを学んでいきましょう。なぜ私たちはこんな反応をしてしまうのか。なぜそう感じてしまうのか。そして、それがどんな結果につながるのかを知っておくのも大事です。

この本の中であなたが出会うのは、どこかで会ったことがあるような人ばかりです。そういう行動を取る人をきっと知っているはずです。「まるであの子のことみたいだ」と。「うちのパパのこと？」と思うかもしれません。出てくる全員を足したような人が身近にいる場合もあります。

そしてあなたもきっと、自分もこの本に出てくる子と似ていると感じるでしょう。私たち全員そうだと思います。だからといって全員がスマホやタブレットのせいで問題を抱えているわけではありませんが、周りの人を助けたり支えたりできるようなコツを知っておくにこしたことはありません。誰かが困っていたら、助けてあげたいでしょうから。

スマホ脳って本当にあるの？

私たちの脳は、サバンナで狩猟採集民（訳注：動物を狩り、果物や木の実をとって生きていた人たち）として暮らしていた時代に進化しました。人間はその環境で長い長い時間を生きてきたのです。

だから私たちの脳はスマホのためにはできていません。私たちの脳はむしろ「サバンナ脳」ですが、サバンナ脳は今の社会についていけていません。だからかんたんにだまされてしまうのです。

この本では脳がスクリーンにどう反応するかを学びながら、スマホの悪い面ばかりでなく、良い面を利用する方法を教えます。それでは、かんたんにはだまされないサバンナ脳を作っていきましょう。

第1章

いつも気が散るフウタの場合

・集中できない。たまにできても、すぐに気が散ってしまう。
・1つのことを終わらせる前に、次のことを始めてしまう。
・いつも周りに急がされたり、ああしろこうしろと言われている気がする。

いつも気が散るフウタの1日

朝

フウタの1日は良い感じに始まりました。めずらしく遅刻しなかったし、宿題もちゃんとやってきたのです。宿題のページをまちがえてはいたけれど……とにかく、良い感じに始まりました。

昼

放課後は昨日の宿題をやらなければいけません。しかし国語の教科書を読んでもちっとも進まないし、数学の問題は1問も解けません。すぐに気が散るから、計算している間に数字を覚えていられないのです。スマホには手も触れていないのに、何に気が散っているのか自分でもよく分かりません。

夕食の時間になる頃に、やっと3段落くらい国語の教科書を読んで、少し計算もやって、四字熟語も1つだけ覚えられました。「注意散漫」という熟語ですが、漢字がどうしても覚えられません。

夜

ＴＶで映画をつけていますが、パソコンで再生しているドラマのほうが気になっています。ついでにゲームもしながら観《み》ています。３つ同時にやるなんてすごく要領が良いはず。かっこよく言うと「マルチタスク」です。

フウタは充実した気分でベッドに入りました。映画もドラマもあらすじがよく分からなかったけれど、ゲームは……いや、ゲームでもあまりいいスコアは取れませんでした。

寝ようと思ったのになかなか眠れません。頭の中で色々な考えがぐるぐる回っています。明日は先生に「なぜ宿題を全部やってこなかったの？」と聞かれるでしょう。あんなに長い時間勉強したのに、損した気分です。

かんたんに気が散ってしまうのはなぜ

フウタは１つのことに集中できないようですが、それはフウタだけではありません。人によって差はありますが、そもそも人間は集中するようにはできていないの

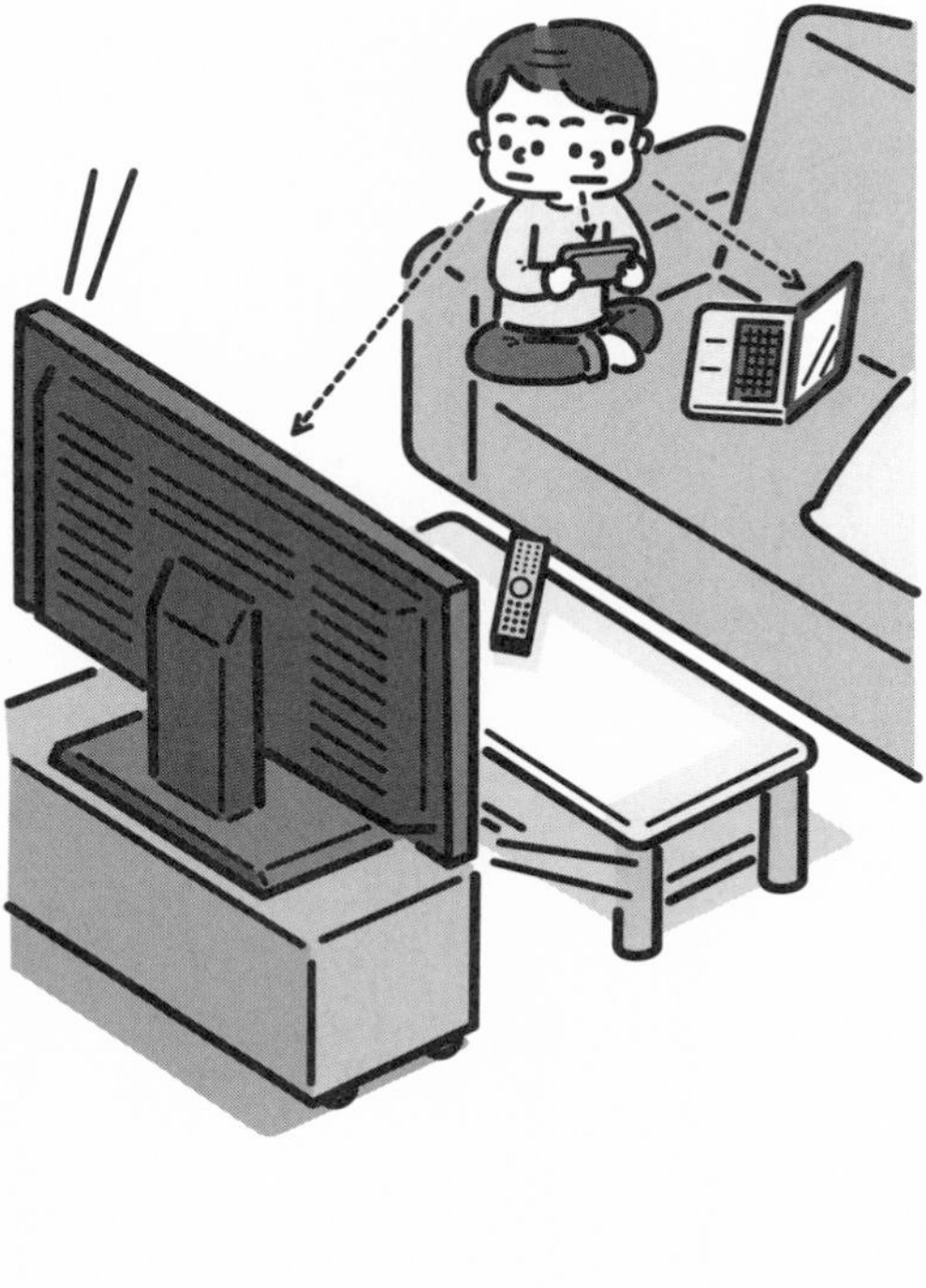

です。

すぐに気が散ってしまうのは、はるか昔の生活に原因があります。今とはぜんぜんちがった暮らしをしていた時代です。どこもかしこも危険だらけで、すぐに行動に出られるかどうかが生死にかかわったのです。

そのことを理解するために、脳の中をのぞいてみましょう。

人間は新しもの好き

脳の中では、各部分が色々な物質を送り合っています。ここで大事な仕事をしているのがシグナル物質の1つ、ドーパミンです。ドーパミンは「私たちにとって良いこと」に夢中にさせようとします。つまり、正しいことをするように背中を押してくれるのです。たとえば、おいしそうなスパゲッティを見るとドーパミンが放出され、脳の他の部分にも「私は今、お腹《なか》が空《す》いていて、スパゲッティを食べたほうが良い」ということが伝わります。

ドーパミンは新しいことを経験した時にもごほうびとして放出されます。なぜかというと、昔は生き延びるために好奇心や知識が大事だったからです。新しい場所に行ってみたいという好奇心の強い人は、果物がたっぷり実った木を他の人より先に見つけられたはずです。シカの群が集まる場所や、ワニがひそんでいる場所の知識があれば、食べ物を手に入れられる可能性が高くなり、自分がえさになる可能性は低くなるでしょう。知識というのは周りを見て、新しいことを学び、それを記憶しておくことで増えていきます。

しかしドーパミンの一番重要な仕事は、私たちに「これに夢中になりなさい」と伝えることです。今、何が一番大事なのかを教えてくれているのです。フウタはそれに素直にしたがっているだけなのです。

集中すると危険だった時代には

「でも、集中するのも『私たちにとって良いこと』では？」と思うかもしれません。それなのに、集中したらたくさんドーパミンが出るようにならなかったのは、なぜでしょうか。

そこが厄介な点です。今やっていることに集中できれば、ごほうびにドーパミンが放出されますが、邪魔が入ると集中はできません。脳はかんたんに気を散らされてしまうのですから。

昔、ウサギをつかまえる時には極限まで神経を集中させていたはずですが、ヘビなどの危険な動物が現れたら、一瞬でそちらへ注目を移さなくてはいけませんでした。うっかり集中し過ぎてしまうと、命が危なかったのです。

では、今の私たちはどうでしょうか。今は1日中新しい情報が次々と現れますが、その中で命に危険があるものはわずかです。一方で、たくさんの情報に集中を妨げられてもいます。

要領が良いのか、なまけ者なのか

脳はなるべくエネルギーを節約しようとします。それ自体はおかしなことではありません。人間は脳を働かせるために消費エネルギーの3分の1近くを使っているからです。

そのため、脳は一番エネルギーのいらない選択肢を選びます。つまり、あまり働かずにドーパミンを出そうとするのです。サバンナに暮らしていた祖先にとっては、エネルギーを節約するのはとても大事なことでした。そして今の時代に生きるあなたやフウタが**一番かんたんに、そしてエネルギー的に安上がりにドーパミンを出せるのは……そう、スマホやタブレットを使う時です。**

私の脳がハッキングされた？

スマホやタブレットは信じられないほどドーパミンを放出させますが、もちろんそれはあえてそうなっているのです。だからこそ私たちはこれほどスマホやタブレットを使ってしまいます。

人間は常に新しいことを発見したいと思う生き物なので、次々と新しいページやアプリをクリックしていきます。新しい体験をしたい、そして〝いいね！〟を1つでも多くほしいのです。それでドーパミンが放出され、ますますクリックしたくなります。

私たちはこのクリックに依存してしまいます。**むだなエネルギーを使うことなしに、かんたんにドーパミンというごほうびをもらえることに脳が気づいてしまったからです。**スマホやタブレットがこっそり私たちの脳をハッキングしたようなものなのです。

そうすると困ったことになります。フウタのように、他の事に集中できなくなるのです。

いくつものことを同時にやるのは実は良くない

色々なことを同時にやったほうが要領が良い、そう思っている人は多いはずです。あとは、勉強などをしている最中にスマホをちょっと見たくらいでは集中はとぎれない、とも思っているでしょう。しかしどちらもまちがいです。

確かに脳は色々なことを同時にやるのも得意ですが、集中できるのは1度に1つのことだけです。スマホでチャットをしながら勉強をしているつもりでも、実際は2つの作業の間を行ったり来たりしています。まず1つの作業に集中して、それからもう1つのことに集中するのです。行ったり来たりするのには、ほんの0・1秒しかかかりません。しかし脳自体は前の作業のほうに残ったままで、完全に集中力が戻るまでに数分もかかるのです。

つまりいくつものことを同時にしようとするとよけいに時間がかかり、作業の質も下がってしまいます。

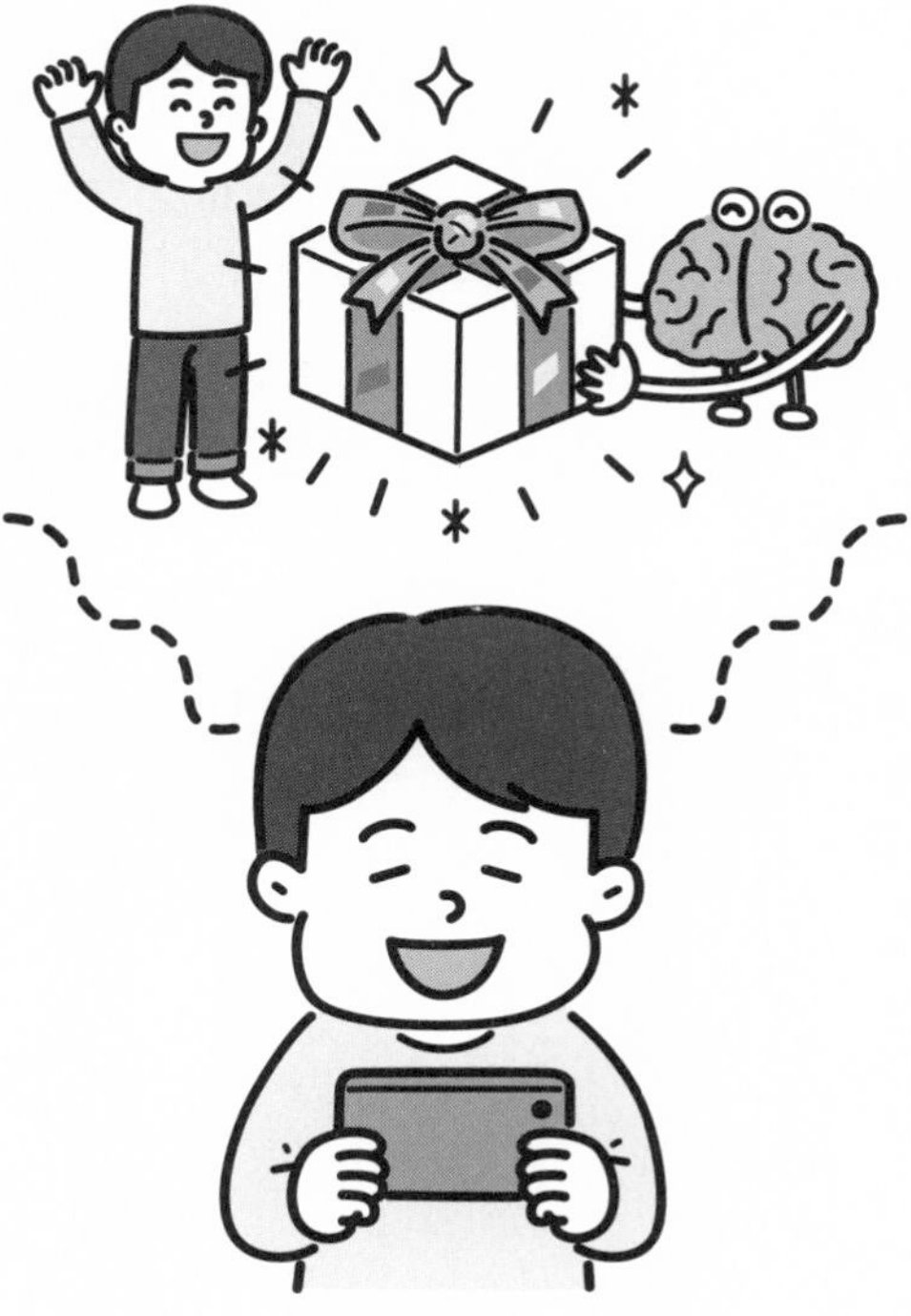

でも私はマルチタスクが得意!?

それでも、「私は同時にいくつものことをやっても集中できる！」と反論する人もいるかもしれません。しかし脳はそのようにはできていないのです。

３００人を調査し、そのうち特に頻繁にマルチタスクをしているグループと、滅多にマルチタスクをしないグループに集中力のテストをしてもらいました。すると、普段からマルチタスクをしている人の方が悪い結果が出ました。そういう人たちは、周りで起きること何もかもに注意をそらされるようでした。おまけに記憶力のテストの成績も悪かったのです。

これはおそらく、マルチタスク派の人たちが普段から、１つのことだけに注目を向ける訓練、つまり深く集中する訓練をやっていないせいでしょう。深く集中するというのは、何かを学んだり覚えたりする過程の第1段階になります（41ページ参照）。

研究者たちはそれでも、「マルチタスク派にも得意なことがあるはずだ」と考えました。1つの作業から次の作業に素早く移るのが得意とか？　しかしそれもちがいました。マルチタスク派はそれも苦手だったのです。

つまり、あなたもマルチタスクは得意ではないはずです。まれにスーパーマルチタスカーと呼ばれる人がいて、とても上手にマルチタスクをすることができますが、スーパーマルチタスカーではない普通の私たちはマルチタスクがとても苦手なのです。

マルチタスク：同時にいくつもの作業をすること。あまりいいことではありません。

スクリーンに気を散らされる

スマホは1日に何百回もドーパミンを放出させてくれます。それがとても魅力的なので、常にスマホをいじってしまわないように自分をおさえなければいけません。

「スマホを手に取らないよう努力する」ことに集中力を使ってしまうのです。

だから、**集中しなければいけない時には、スマホを他の部屋に置かなくてはなりません。**サイレントモードにしてポケットにしまうだけではだめなのです。いくつかの大きな実験で、「スマホが近くにあるだけで集中力が少し下がる」ことが分かっています。

日本で行われた実験では、参加者の半数はデスク上に電源をオフにしたスマホを置いていました。そのスマホを触ってはいけないし、そもそも自分のスマホでもありませんでした。残りの半数はスマホの代わりに小さなノートをデスクに置きました。その状態で集中力のテストを受けたところ、そう、ノートを置いていた人のほうがテスト結果が良かったのです。

勉強するときにはスマホを別の部屋に

宿題がむずかしい時ほど、スマホを手に取りたくなりませんか？　勉強に行きづまったり、つまらなくなったりするたびに、スマホが「さあ、遊ぼうよ」と呼びかけてくるような気がしますよね。あなたも、そしてあなたの脳も「この問題を解け

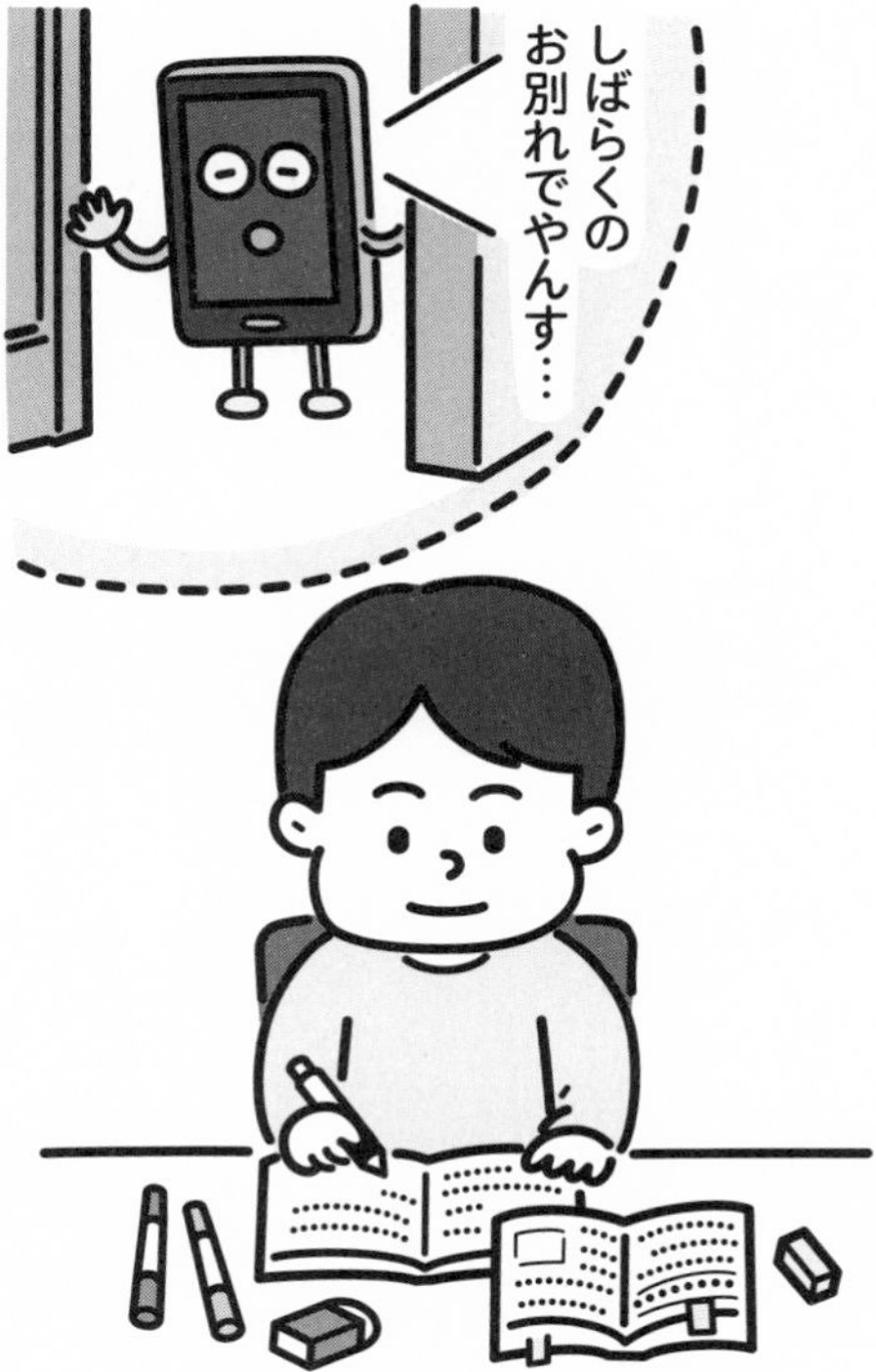
しばらくの
お別れでやんす…

ば達成感という「ドーパミンのごほうびをもらえる」と分かってはいますが、問題を解くためには努力や集中力が必要です。しかしスマホなら何もがんばらなくてもすぐにごほうびをくれるので、その魅力にあらがえないのです。

おもしろいことに、スマホが遠くにあるほうが、スマホの魅力に立ち向かいやすいようです。だからスマホは部屋の外に置いて、宿題を終えた時にもらえる大きなドーパミン放出を楽しみに待ちましょう。

1週間余分に勉強をしたほどの効果

イギリスの学校で、校内でのスマホ使用を禁止しました。生徒たちは朝、スマホを先生にあずけ、家に帰る前に返してもらいます。

その結果、成績が上がりました。16歳前後の学年は1週間余分に学校に通ったほどの効果があったそうです。

特におもしろいのは、勉強が苦手だった生徒の成績が一番伸びたことです。

つまり、スマホを禁止することで学力の差が縮んだのです。これは大事な発見です。

スマホがあるだけでおしゃべりがつまらなくなる？

友だちに会ったり、おしゃべりしたり。そういったことが、スマホをしまっておいたほうが楽しくなるのを知っていましたか？　そんなわけがないと思うかもしれません。ですが、どうやらそのようなのです。

もちろん、これも実験で分かっていることです。ある実験で２人の人が会って、10分間話したいことを話しました。スマホを使ってはいけないけれど、テーブルに置いた状態で話した２人組もいれば、スマホをしまった状態で話した２人組もいました。

どちらの２人組のほうが会話を楽しめたと思いますか？　そう、スマホをしまっていた人たちのほうです。「スマホを手に取らないように努力する」ことに集中しなくてよかったからです。その代わりに、おしゃべりを楽しむことに集中できました。**その人たちは結果的に、お互いのことをもっと好きになってもいました。**

スマホが目に入らない状態でおしゃべりすると、楽しいだけではなく、友情も深まるのです。

人によってちがう集中力

気の散りやすさは人それぞれです。フウタは特に気が散りやすいようで、1日に何度も集中がとぎれます。その一方で、周りで何が起きても気にならず、集中していられる人もいます。スマホを使うべきではない時には、スマホを触らずにいられる人もいます。

この章ではスマホのことをたくさん書きました。なぜか分かりますか？ 今の私たちはスマホという小さな集中力泥棒をどこにでも連れて歩いているからです。

フウタはスクリーン機器の使い方をよく考えなければいけませんが、それは私たちも同じです。いつスマホやタブレットを使い、いつ使わないようにするのか。それを自分で決められるようになりましょう。

チェックリスト！

いつも気が散るフウタを助ける方法

なぜ集中していられないのか、そこには理由があることをフウタに知ってもらわなくてはいけません。あなたがフウタの友だちなら、次の対処法を教えてあげましょう。

1. あなたが良いお手本になろう

人は真似《まね》をするのが好きなので、他の人がやっていることを自分もやってしまいます。あなたがスマホを出さなければ、フウタも出さない可能性が高いでしょう。

2. 枕投《まくらな》げに誘おう

枕投げでも他のことでもいいのですが、スマホを取り出す意味のない遊びに誘いましょう。サッカーやプール、スキーでも良いですね。身体《からだ》を動かす遊びなら、集中力に二重の効果があります。

3．一緒に1つのことだけやろう

映画やドラマ、音楽が好きですか？　それならば今観ているドラマや、聴いている音楽にしっかり集中したほうが楽しいはずです。

やりたいことを友だちと一緒にやりましょう。その時にスマホは別の部屋に置くように。そうするとどれだけ楽しくなるか、驚くと思います。自然にスマホなしでいられるようになるまで2、3回は続けてみましょう。

4．映画館やコンサートや劇場へ

3と似ていますが、スマホが禁止されている場所ならスマホのことを考えなくてすみます。

5．一緒に宿題をしよう

10分間でどこまで宿題をやるかを決めておいて、10分経《た》ったら一度休憩しましょう。スマホやタブレットはもちろん別の部屋に置いてください。休憩が終わったら、また次の10分でどこまでやるかを決めましょう。宿題が終わるまでそうやって続けましょう。

注意！
フウタがやるべきなのは、スマホやタブレットを使うのをやめることではなく、他のことをしなければいけない時に使わないようにすることです。他のことをしながら使うのもやめたほうが良いでしょう。

第2章

学ぶ、そして記憶する

学ぶと覚える、どちらかだけではだめ

「学ぶこと」と「覚えること」はセットなので、分けて考えることはできません。学ばなければ覚えるものがないし、覚えなければいくら学んでも意味がありません。それに「何かを学んだ」というのは、別の言い方をすると「新しい記憶を作った」ということです。

新しいことを学び、そして覚える時に脳の中で何が起きているのかを見ていきましょう。

短期記憶と長期記憶

記憶には2種類あります。**学ぶ時には「短期記憶」を使い、後々のために知識を保存するのが「長期記憶」です。**

短期記憶は名前からも分かる通り、ほんの短い間だけの記憶です。そのおかげで今読んだばかりの一文や、計算をしている最中の数字などを覚えていられます。ここでは脳細胞と脳細胞の間に元々あるつながりを強めるだけでいいのです。

しかし長期記憶と呼ばれる、後になっても覚えていられるような記憶を作るには、脳細胞と脳細胞の間に新しいつながりを作らなくてはなりません。さらに、そこに何度もシグナルを通さなくてはいけません。そうすることでつながりが強められ、記憶が保存されるのです。

これは専門用語で「固定化」と呼ばれますが、脳にとってもとても大変な作業で、エネルギーもたくさん消費しますし、時間もかかります。そのため、脳は作業の大半をあなたが寝ている間に行います。

保存されない記憶については10章を参照

運動記憶とは

身体の動きというのはとても複雑で、覚えるのも実はなかなか大変です。小さな筋肉の1つ1つをどう動かすのか、脳はそのパターンを作る、つまり記憶しなくてはなりません。これを「運動記憶」と呼びます。

たとえばスケボーのトリックができるようになりたいけれど、日が暮れるまで一生懸命練習してもあまりうまくならなかったとします。しかし次の日になると、魔法のようにできるようになっていることがあります。昨日から1秒も練習していないのに、です。

これはもちろん魔法ではありません。**夜の間に脳が身体の動きのパターンの記憶を作ったのです。**眠っている間に最後の大事なポイントをつかんだとも言えるでしょう。

記憶の作り方

何かを学んで覚える過程は、次のようになります。

1．**学びたい内容に集中しましょう。**集中することで、脳に「これは大事だ」という合図が送られます。すると、脳は「これはエネルギーを使ってでも長期記憶を作るべきだ」と理解します。逆に、集中しなければ記憶は作られません。

2．**情報を作業記憶に入れます。**そのためには、学んでいる最中にたくさん他の刺激を浴びたりして、脳の邪魔をしないように気をつけましょう。作業記憶の容量は小さいので、あなたに襲いかかってくるたくさんの情報ですぐにいっぱいになってしまいます。

3．**よく寝ましょう。**学んだことを長期記憶に移すには、しっかり睡眠を取らなくてはいけません。

4．**復習しましょう。**同じことを何度も脳に入れるほど、脳細胞の間のつながりが強くなります。

これで立派な長期記憶が出来上がるはずです。それでもうまくいかなかった場合には、次のトラブルシューティングをやってみましょう。

トラブルシューティング1――集中

学ぶ時にちゃんと集中していましたか？　集中することがどれだけ大切か、逆のパターンを考えてみると良く分かります。何を覚えているかではなく、何を「覚えていないか」を考えてみましょう。

今朝起きた時、どちらの足から先にベッドを下りたか覚えていますか？　覚えていませんよね。そのことに集中していなかったから、脳はそれが「大事だ」というシグナルを受け取らず、脳細胞の間に新しいつながりが作られなかったのです。

トラブルシューティング2――作業記憶

学んでいる最中に他のことをしていませんでしたか？　メールやSNSの通知が来て、ちょっとスマホを確認してしまったということはありませんか？　それは良

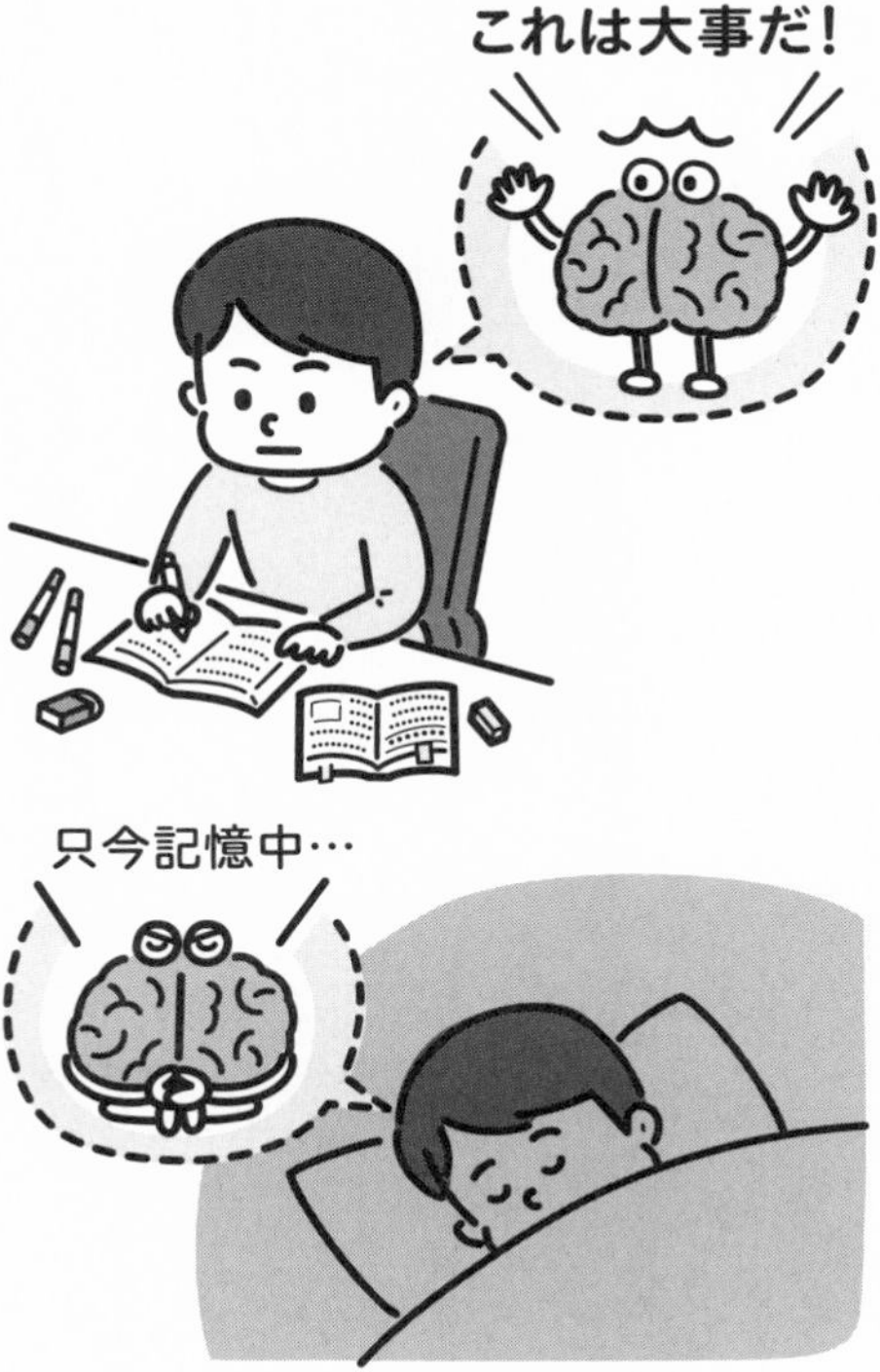
これは大事だ！
只今記憶中…

くありません。あなたの作業記憶はすぐに情報でいっぱいになってしまいます。人間はマルチタスクがとても苦手な理由を覚えていますね？　スマホが近くにあるだけで、「スマホを手に取らないようにすること」に脳の容量を使ってしまっているのです。それを学ぶために使わなければいけません。

トラブルシューティング3——睡眠

記憶をしっかり刻みつけたいなら、睡眠不足はもってのほかです。睡眠にはいくつか種類があって、実は少なくとも19種類あるのですが、一番大事なのはノンレム睡眠とレム睡眠です。ノンレム睡眠の最中に事実の記憶が固定化され、レム睡眠の間にその記憶があなたがすでに知っていることと組み合わされます。つまりノンレム睡眠もレム睡眠も大事なのですが、寝る時にはまずノンレム睡眠に入り、それからレム睡眠の時間が増えていきます。しかし睡眠時間が短過ぎると、そこまで行きつかないということがあります。

トラブルシューティング4――復習

1回で何もかも覚えられるとは思いませんよね？　記憶を定着させるには、同じ知識を何度も記憶のシステムに通さなくてはなりません。学んだことを何度も脳に入れるほど、脳細胞間のつながりが強くなるのです。

このことは前にも書いてあったのに気づきましたか？　その通りです。これで覚えましたね。

ボーナス・アドバイス

同じ内容を、別の場所で覚えてみましょう。内容とは直接関係ないことも記憶に結びつくからです。

たとえば本の内容を覚えるとします。同じ文章をまずベッドの中、次はキッチンで、それからバスの中で読んでみましょう。すると文章の記憶に小さな手がかり（タグ）のような記憶がつき、そのおかげで脳のデータベースの中から探しやすくなります。タグがたくさんついている記憶ほど見つかりやすくなるのです。

スクリーンと紙ならどちらがよく覚えられる?

同じ文章を「紙で読む」のと「スクリーンで読む」のではちがいがあるのでしょうか。実はあるのです。

ノルウェーで行われた研究で、生徒に短編小説を読んでもらいました。生徒の半分は紙でそれを読み、残りの半分はスクリーン上で読みました。**結果、紙で読んだ生徒のほうが内容をよく覚えていました。**特に、どういう順番で出来事が起きたかをよく覚えていました。

それがなぜなのか、理由はいくつかあるようです。生徒はスクリーンを見ただけで、脳がいつものドーパミンのごほうびを期待してしまい、脳の容量の一部を「そのことを考えないように努力する」ために使ってしまいます。それに脳は、紙の本というのは読み始めると夢中になって、周りが見えなくなるものだというのを知っています。

もう1つ考えられる理由は、先ほど説明した「小さな手がかりの記憶」です。本を手に持った感触、紙をめくる音、そういったことも記憶に入ります。手触りや音だけでなく、ページの見た目やページのどのあたりにそれが書かれていたか、といったこともです。そういった記憶がタグになり、小さな付箋《ふせん》を貼《は》ったように、読んだ内容を記憶しやすくするのです。

研究ではまた、文章が難しいほうがスクリーンと紙で読むちがいが大きくなることも分かりました。つまり、**難しい文章の場合は紙で読んだほうが良いのです。**マンガを読むくらいならどちらを使っても関係ないですが、アインシュタインの相対性理論を学びたいなら（もちろん学びたいですよね？）、紙の本が勝つのです。

クリックできるリンクの貼られた文章

気づかないうちに気を散らされていることもあります。1つ分かっているのは、文章に貼られたリンクが私たちの気を散らすということです。

ある実験で、たくさんの人にパソコンで文章を読んでもらいました。そのあとに、いくつかの単語がクリックできるようになっている文章も読んでもらい、それからその2つの文章の内容を答えてもらいました。すると、リンクが貼ってあった文章のほうが人々の理解が悪く、覚えも悪かったのです。なお、誰もリンクをクリックしてはいません。

これはなぜでしょうか。おそらく、**リンクを「クリックしないと決める」こと自体に何度も脳の容量を使ったせいです。**スマホが近くにあると、「手に取らないようにする」ことに脳の容量を使ってしまいますが、それと同じことですね。

スクリーンでは雑に読んでしまう

スクリーン上で読むほうが、紙よりも読むスピードが速くなり、表面的にしか頭に入っていないようです。そのせいで細かい点を見逃したり、文が否定形だったことを見逃したりしてしまいます。語尾の「ます」と「ません」を読みまちがえると、文の意味が真逆になってしまいます。

スクリーンでは、流し読みをするのに慣れていて、部分的に飛ばして読んでしまったり、通知音に邪魔されたりします。そもそもスクリーンで読むというのはそういうものだと思っているから、集中して読もうとしても、うっかり読み流してしまうのかもしれません。

なのに、スクリーンで読んでもちゃんと理解できている、私たちはそう思いこんでいます。実際には理解できていなくても分かったつもりになって、さらっと次に進んでしまうのです。

紙で読むことで集中しよう

フウタが集中が苦手なのは、すぐに気が散ってしまうせいです。そしてスクリーン上の文章には気が散る要素がたくさんあります。スクリーン自体がドーパミンのごほうびをすぐにあげるよと誘ってきますし、素早く表面的に読んでしまうので、内容をあまり覚えていません。

集中するのが苦手な人は特に、紙で読んだほうが良いでしょう。フウタの場合も、タブレットで読むよりも、本で読んだほうがたくさん学べます。たとえフウタが「絶対にそんなはずはない」と言っても、そうなのです。

スクリーンのほうが良いことも

スクリーンで読むほうが良い場合もあります。たとえば、大量の文章をざっと読んで、知りたいテーマに関係することだけだいたい分かればいいような時にはスクリーンがぴったりです。前に教科書で習ったことを復習する場合もスクリーンが良いでしょう。同じ内容を前とは別の形で読むと記憶しやすくなります。色々な場所で読むのと同じで、スクリーンがその記憶に新しいタグをつけてくれるのです。

ペンかキーボードか

子どもが文字を覚える時はキーボードで練習するよりも、ペンで書くほうが良いでしょう。ペンが紙に触れる感覚を身体で記憶するからです。それに手の細かい動きの練習にもなります。脳が手や指を細かに操れるようになり、大きくなってからも非常に役に立ちます。

しかしあなたはもうとっくに文字を書けるでしょうから、その場合はペンとキーボード、どちらを使うと良いのでしょうか。それは何をするかによるようです。誰

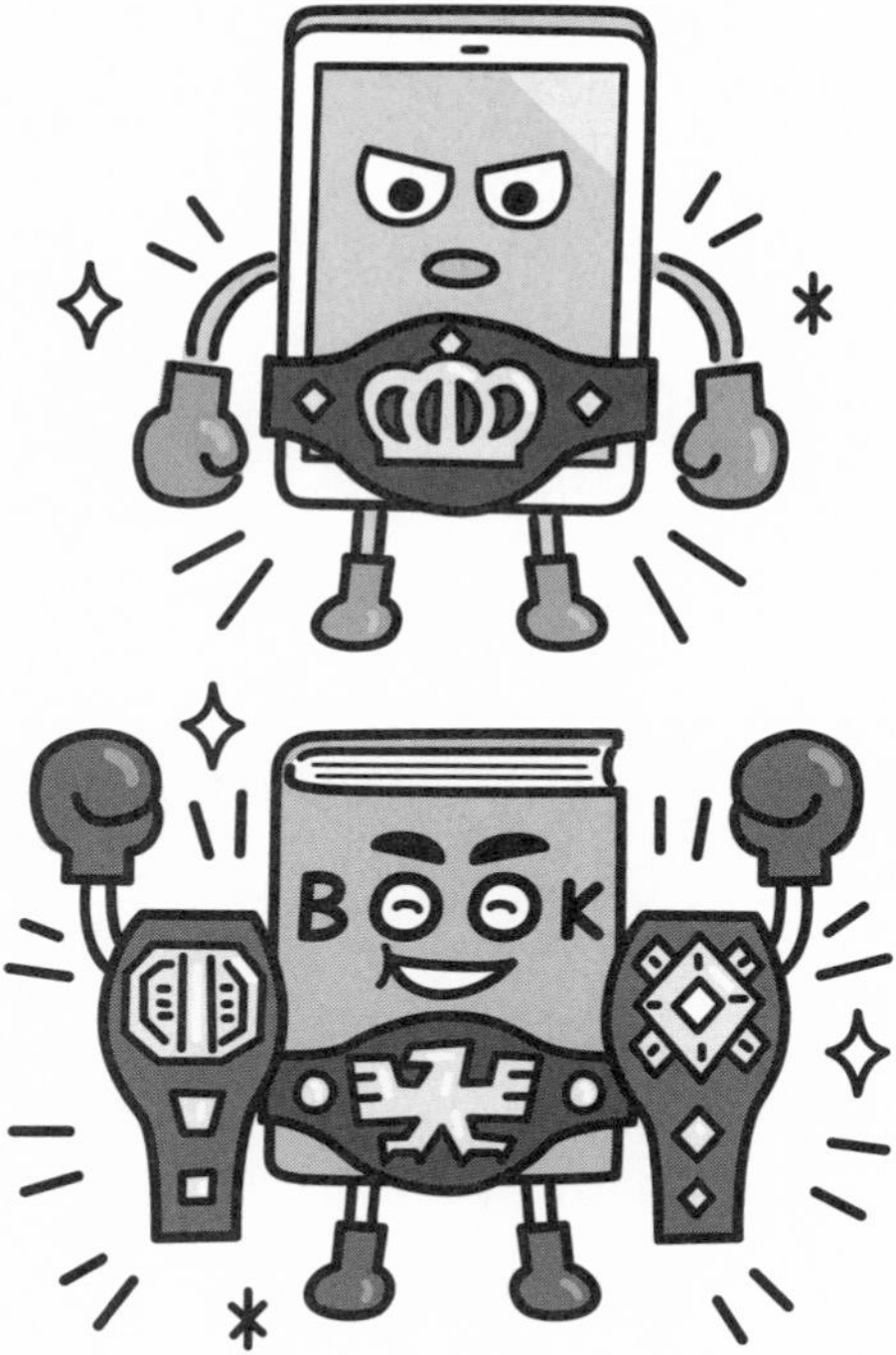
BOOK

かが話していることをメモするにはペンが最適です。

キーボードで書くほうがスピードが速く、たくさん書くことができます。しかしペンで書くと、書きながらも何を書くか、つまり何が重要かを選んでいかなくてはなりません。そのひと手間のおかげで学べるのです。

文章を読みながらペンでメモを取る時も同じです。紙に書く前にもう一度、頭の中で情報を整理するからです。

自分で文章を書く場合は?

自分で文章を書く時には、それが事実に基づいた文章であっても小説であっても、さっきとは答えが変わってきます。キーボードで書いたほうがかんたんに文章を変えられるし、章や段落を移動することができます。

それに、誰かに文章を読んでもらうこともあるでしょう。あなたは自分の手書き文字を問題なく読めるでしょうが、他の人はあなたの手書きよりもキーボードで打った文字のほうが読みやすいものです。

つまり、メモを取るにはペンが良くて、キーボードは自分でもっと長い文章を書く場合に便利です。

ネット上に世界中の知識が集まっているのに、自分で学んだり覚えたりする必要はあるのでしょうか。それでは、次の章を読んでみましょう。

第3章

グーグル効果

私たちの怠け脳

脳は近道が好きです。いや、好きなだけではありません。近道を選ぶようにできているのです。 記憶を作るにはたくさんのエネルギーが必要なので、楽できる場合はしなければなりません。

これも、私たちの脳が進化した頃の暮らしと関係があります。狩猟採集民として生きていた頃の話です。今では食べ物、つまりエネルギーになるカロリーを探すのに苦労することはありませんが、サバンナでは次にいつちゃんとした食事を食べられるのか分かりませんでした。

しかし身体や脳は、昔も今も同じだけエネルギーを必要としています。だから私たちはエネルギーを節約し、なるべく使わないように進化したのです。ただ考えているだけの時でも脳は何かを学び、記憶を作っているのですから。

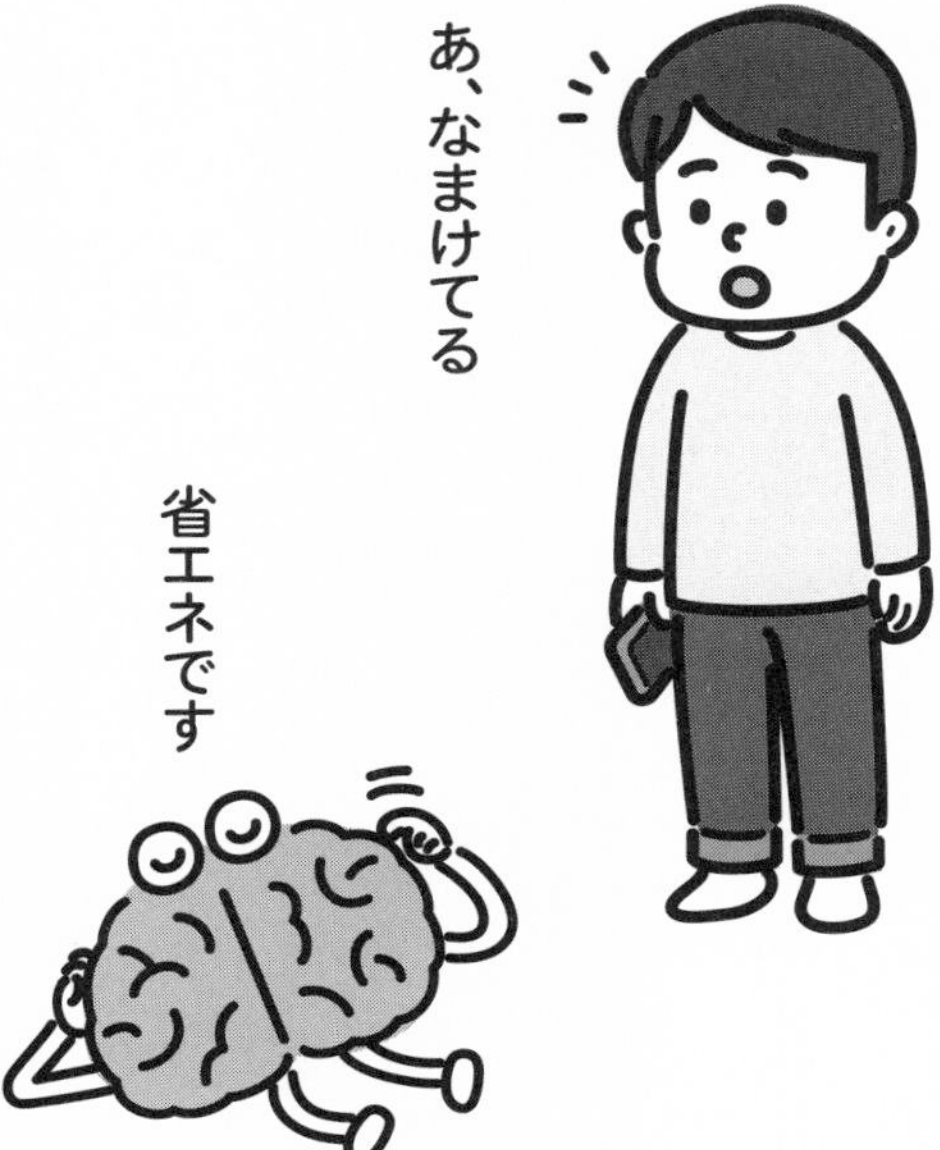
あ、なまけてる
省エネです

そう考えると、私たちの脳は怠けているわけではないのかもしれません。要領良く、なるべく省エネしようとしているだけなのです。

記憶を保存する場合と削除する場合

ある実験で、参加者に色々な事実に関する文章を聞いてもらい、内容をパソコンで書き留めてもらいました。あるグループには「あなたが書いたものはパソコンに保存される」と伝え、別のグループには「書いたものはすべて削除される」と言っておきました。

書き終わったあと、両方のグループに「覚えていることを全部言ってみてください」と頼みました。どちらのグループのほうが内容を良く覚えていたと思いますか？　そう、文章が消されると思っていた人たちです。しかし、なぜでしょうか。内容がパソコンに保存されると思っていたグループの人たちの脳は、それならわざわざ覚えることにエネルギーを使う必要はないと思ったのでしょう。

スーパーでジャムを探すようなもの

スーパーではてんでばらばらに商品が並んでいるわけではありません。ジャムとマーマレードのように同じ種類の商品や、同じ時に使う商品が一カ所に集められています。あなたの脳でも、よく行くスーパーの商品の配置がかんたんな地図になっていますが、「お気に入りのラズベリージャムはこの棚のここにある」と正確に覚えておく必要はありません。だいたいこのあたりだということだけ覚えておけば充分です。脳はなるべくかんたんな方法を選びたいので、買い物をするのにちょうど必要なだけの情報を保存しています。それ以上に覚えることはしないのです。

写真か記憶か

出かけた先で、わざと写真を撮らない人がいます。あとで写真を見るよりも、その瞬間を楽しんで、その場を満喫したいからです。

そういう人たちは、スマホやカメラに保存しないほうが、旅行やパーティーの思い出が長期記憶に保存されやすいことを分かっているのでしょう。そして確かにその通りなのです。

ある実験で、参加者に美術館に行ってもらい、「この作品は写真を撮ってください」「あの作品はただ観《み》るだけにしてください」と指示しました。そして次の日、絵や彫刻の写真を何枚も見せました。その中には昨日、美術館で見た作品もあれば、そこにはなかった作品もあります。参加者たちは、「この中から昨日見た作品を選んでください」と指示されました。

結果はあなたも思った通りです。参加者たちは、写真を撮らなかった作品のほうをよく覚えていました。撮った作品はカメラに保存したのだから、自分の脳からは削除していいと考えたのでしょう。

デジタル健忘症

これは**「デジタル健忘症」または「グーグル効果」とも呼ばれる現象で、どこか別の場所に保存されていることが分かっていると、脳は自分で覚えておくのをさぼります。**「どこに情報があるのかを覚えておくほうが大事だ」と考えるからです。

スーパーでお気に入りのラズベリージャムを買うだけならそれで良いですが、知識を身につけたければ、そういうわけにはいきません。答えをグーグルで検索するだけでは生きていけないのです。「事実を知ること」と「知識を身につけること」

は別物です。

しかしあなたの脳は、大昔の単純な世界で進化してきて、今のような社会の変化にはついていけていません。エネルギー節約のために、また見つけられることが分かっている情報はあえて消してしまいます。何度かクリックすればまた見つかるのですから、別にいいでしょう？　脳は近道が大好き――だからグーグルで検索するのも大好きなのです。

事実と知識のちがい

グーグルなどの検索エンジンは、ほとんど何でも調べられる素晴らしいツールです。そこで見つかる情報がどれも真実だとは限りませんが、情報の出どころを確認したり、他の情報と照らし合わせたりすれば、たいていは信用できる内容にたどりつきます。

あらゆる情報を記憶に保存しておかなければいけないわけでもありません。電話番号や店の開店時間といった情報は、スマホやグーグルに任せておけばよいでしょう。しかし複雑なことを理解するためには予備知識が必要です。つまり、それまでにちゃんと学んで、記憶に保存しておかなければいけません。でなければインターネットという迷路で迷子になってしまいます。

予備知識がなぜ必要か

たとえば「スリランカ」という単語をグーグルで検索するとしましょう。すると、すぐに「南アジアにある共和国で、元イギリス植民地」という答えが出てきます。しかしそこであなたは「共和国」が何で、「南アジア」がどこにあるかを知っていなければなりません。「イギリス」という国のことや、「植民地」が何なのかも分かっている必要があります。

分からない単語をさらにグーグル検索で調べていくこともできますが、元々知っていたほうが速くすむのは当然です。つまりあなたに予備知識があるかどうかにかかっているのです。

読む前にもう知っていることが多いほうが、新しい情報をかんたんに理解できるし、さらに新しいことを学びやすくなります。

批判したり評価したりするためには

知識というのは、「長期記憶に保存されたもの（これまでに学習したことすべて）」が「あなたの経験」と組み合わさったものです。細かい数字や事実をずらずらと並べられることが知識ではありません。**かしこいとか知恵があるというのは、あなたの知識を使って、世の中の大切な問題を「ああでもないこうでもない」と考えられることなのです。**

世界を理解するためにも知識が必要です。批判的な問いかけをして、答えを評価できなければいけません。知識がなければ、そもそも何を質問すればいいのかも分からないし、誰に聞けばいいのかも分かりません。知識がないと、今新しく知った情報がまともなものなのか、ただのばかげた話なのかも分かりません。それではフェイクニュースの餌食《えじき》になってしまいます（フェイクニュースについては144ページを参照）。

誰も無知ではいたくないですよね。知識は無知につける薬なのです。

知識＝長期記憶＋自分の経験
知恵＝新しい状況で自分の知識を使うこと

第4章

いつも時間がないハナの場合

・「あれをしなきゃ、これをしなきゃ」と焦《あせ》っているわりには、結局何もできていない（いつも時間がなくなる）。

・何をするにも始めるのが遅い。バスにも遅れるし、宿題も遅れて出す。

・「毎日忙しくて、楽しいことを断ってばかりだ」と感じている。

いつも時間がないハナの1日

朝

ハナが、朝ごはんを食べるためにキッチンにかけこんできました。ジュースと食パンだけ口につっこんで、あわてて服を着がえ、バス停に走ります。

キッチンに入ってきてからバスに乗るまで、ちょうど11分。1時間前から起きていたのに、なぜそうなるのでしょう。

昼

放課後は友だちが飼い始めた仔犬《こいぬ》を見に行く約束をしています。学校が14時30分に終わり、ハナは14時49分に家に着いて、かばんだけ置いたらそのまま近所の友だちの家に行くはずだったのですが……。友だちの家に着いたのは17時過ぎ。仔犬は可愛《かわ》いかったのに、2、3分遊んだだけで、晩ごはんに間に合うように家に帰らなければいけませんでした。

なぜか時間の計算が合いませんね。

夜

サッカーをやめてから、夕食後は好きなことをする時間がたっぷりあるはずなのに、なぜか時間がありません。夜がどんどん短くなっていくような気がします。ハナは「ギターを弾くのが趣味だ」と言うけれど、歌詞を探すためにインターネットを開くと、そのまま他のことに気を取られてしまい、今日もギターは弾かずじまいでした。でもとにかくベッドには早目に行きます。睡眠は大事ですもんね。21時30分に枕《まくら》の位置を直して、布団《ふとん》に入りました。ああ、気持ちがいい……。でも結局眠ったのは0時25分。正確に言うと、スマホを消したのがその時間でした。

消えていく時間の謎《なぞ》

何もしていないのにぜんぜん時間がないなんて、ハナの生活は謎でしかありません。いつも予定に遅れて、気ばかり焦っています。いったい時間はどこに消えていくのでしょうか。

そう、ハナはスマホという名の時間泥棒に出会ってしまったのです。これは子ど

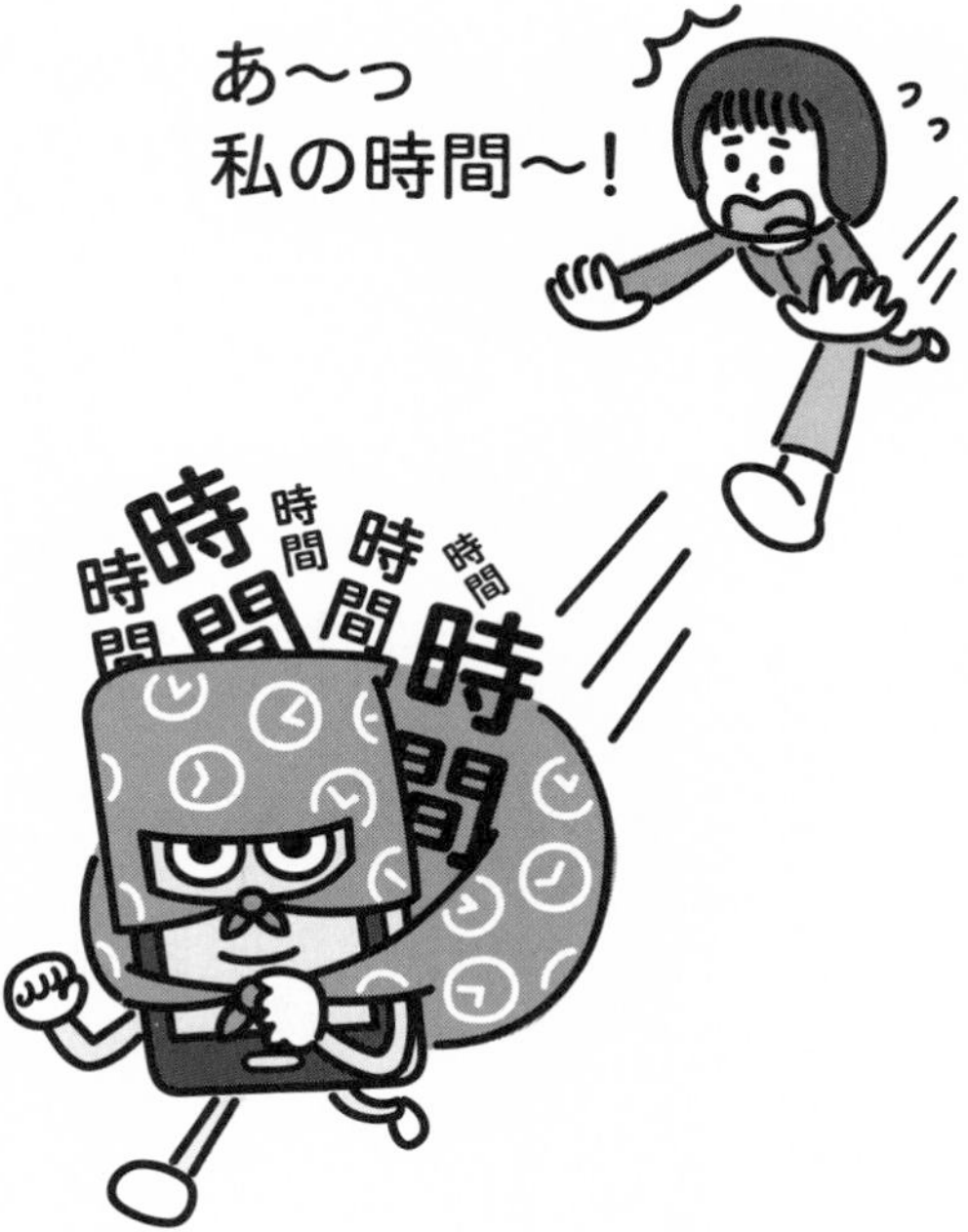
あ〜っ
私の時間〜！
時間
時間
時間
時間
時間
時間

もだけではなく、大人でもよくあることです。時間泥棒は私たちの脳の中で時間を縮め、現実世界の時間は伸ばします。そのため、スマホを長い時間使っているようには感じないのです。「スマホなんてそんなに触らないし」と思っているし、「画面を見たとしても一瞬だけ」とも思っています。しかし実際には、自分が思っているよりずっと頻繁に、もっと長いことスマホの画面を見ているのです。

その点をさらに詳しく見ていきましょう。

ほんの1秒だけ

あなたは1日に何度くらいスマホを手に取っていると思いますか？　だいたい10分に1度です。つまり1日に約80回という計算です。もっと多い人もいるし、少ない人もいますが、平均的にはそのくらいです。私たちはみんな、自分は少ないほうだと思っていますが、実際には**少なくとも1日に80回はスマホを手に取っているのです。**しかもこの数字は数年前に調査したものなので、今ではさらに増えているはずです。

「まあ、そうかもしれないけど……」とあなたは思うでしょう。「今鳴った通知音が何だったのか、ちょっと見てみるくらいいいじゃない？」しかしちょっとというわけにはいきません。1度スマホを手に取るたびに、私たちは平均26回も画面を触っているのです。

ここで問題なのは、「ちょっと」スマホを見るたびに、やっていることを中断してしまうことです。そのあと、元々やっていたことにまた集中を戻さなくてはなりませんが、何度もそうしているうちに時間が過ぎていきます。やること1つ1つに時間がかかってしまうのです。それに何度も集中力が落ちるわけですから、やっている作業の質も下がります。

アプリの通知に気をつけて

ハナのスマホにはメッセージやグループ投稿の通知が届きます。それも、しょっちゅう届くのです。友だちや、フォローしている人が何かを投稿するたびに通知されるからです。アプリのゲームも色々やっているので、新しくライフが増えたとか、次のレベルに行けることになったとかいう通知も来ます。ベッドから朝ごはんのテーブルに移動するのに1時間かかるのも無理はありません。

そういった通知が送られてくるのはもちろん、ハナにスマホを手に取らせたいからです。そしてついでにゲームをさせたり、ネットサーフィンをさせたりするのです。

なぜ通知を無視できないのか

通知を確認しなければ気がすまないのはなぜでしょう。それは、私たちの脳が「もしかすると」が大好きだからです。スマホはその性質を利用しているのです。

メロディーやピンという音の通知音を聞くと、私たちは「『もしかすると』わくわくするようなことが起きたのかも！」と思ってしまいます。実は、通知の内容を確認している時よりも、音が鳴った時のほうがたくさんドーパミンが出ています。これは宝くじやパチンコと同じ仕組みで、一番わくわくするのは、『もしかすると』もうすぐお金持ちになれるかも！」と思う瞬間なのです。本当に重要な通知が来ることはめずらしいし、お金持ちになれることもめったにないですが、それはどうでもいいのです。脳にとって大事なのは可能性、そしてチャンスがあるかなのです。

しかしなぜ脳はそんなように反応するのでしょうか。これもおそらく、昔の生活の名残です。大自然の中では確かなことなど何もありませんでした。がんばって食べ物を探しても見つかるとは限らなかった時代、それでも食べ物を探し続けなければいけませんでした。それも毎日、毎日です。だから脳は『もしかすると』うまくいくかもしれない」と思うことに、たくさんごほうびをくれるようになったのです。

人差し指でメッセージを打つ大人

時間泥棒が盗むのは子どもや若者の時間だけではありません。近所の公園に行ってみれば分かりますが、子どもを遊ばせている間、親たちはこぞってスマホの画面を見ています。この世で一番愛するわが子よりもスマホに夢中なのです。

そんな大人たちを少々弁護しておくと、子どもの頃に今のようなスクリーン機器はほとんどなくて、あっても性能が良くありませんでした。スマホやタブレットを使わずに育ったので、今になってその分を取り返しているのです。

あなたや友だちは、スマホでメッセージを打つ時に、両手の親指を使うと思います。ところが大人は人差し指を使って打ちます。次にどのボタンを押そうかなと考えながら、人差し指をくるりと回したりもします。短いメッセージを送るのに、ひどく時間がかかるのです。

もう1つ、親たちがスクリーン世代ではないことが分かるのは、毎年毎年、あなたはもう覚えていないような昔のゲームをやっている時です。

終わりがない、きりがない

飲んでも飲んでもジュースがなくならないコップがあったら、ジュースを飲みすぎてしまうと思いますか？　きっとそうでしょうね。

かつてはＳＮＳのページに終わりが存在しました。決まった数以上の投稿は見られないようになっていたのです。しかし今は変わりました。「無限スクロール」という技術が開発されたからです。

昔はページの最後まで来たら、ユーザーはそれを「別のことをする時間だ」と受け取りました。しかし**SNSの会社はあなたがページを見るのをやめてほしくはありません。そこで無限スクロールという技術が生まれたのです。**そのおかげで、いくつ投稿を見ても、また新しい投稿が現れます。ここで終わりだという合図がないので、予定していたよりも長い時間ＳＮＳを見続けてしまいます。しかも自分が思っているよりも長く見ているのです。

ドラマの途中で観《み》るのをやめたくないのと同じ心理です。次にまた同じところから観ればいいと分かっていても、やめたくないものです。本を読んでいても、章の半ばで読むのをやめたくはありませんよね。あるいは、コップに入っているジュースがなくなるまで、コップを片づけたくないと思います。何かをやめる前には、「これでやり終えた」という感覚がほしいのです。しかし、これで終わりだという合図が永遠にやってこなかったら……？

私たちが「やらなくなってしまった」こと

何時間もスマホの画面を見ているからといって、何か問題があるのでしょうか。

スクリーンを見ること自体に危険はないはずです。

　確かにそうです。しかし、そうではないとも言えます。

　スクリーンを長いこと見続けたからといって、病気になったり、深刻な問題が起きたりはしないでしょう。1日に2～3時間見続けたとしてもです（しかも私たちは少なくともそのくらいの時間は見ています）。**問題は、そのせいで時間がなくなり、「やらなくなってしまった」ことにあるのです。**

　ちょっとでも時間が空くと、ハナは必ずスマホを取り出します。そして、本人が思うよりもずっと長い時間使っています。もしスマホが壊れたら、他にやることを探さなければいけません。私たちの脳はすぐにたいくつするようにできていて、常に何かが起きるのを待ちかまえているからです。

　スマホが使えなければ、ハナはギターを弾くでしょう。友だちの仔犬と遊ぶ時間もたっぷりあるはずです。サッカーを再開するかもしれません。仲良しの友だちとは絶対に会うはずです。そういったことはどれも、元々はハナが大好きなことだからです。なのになぜやらなくなってしまったのでしょうか。

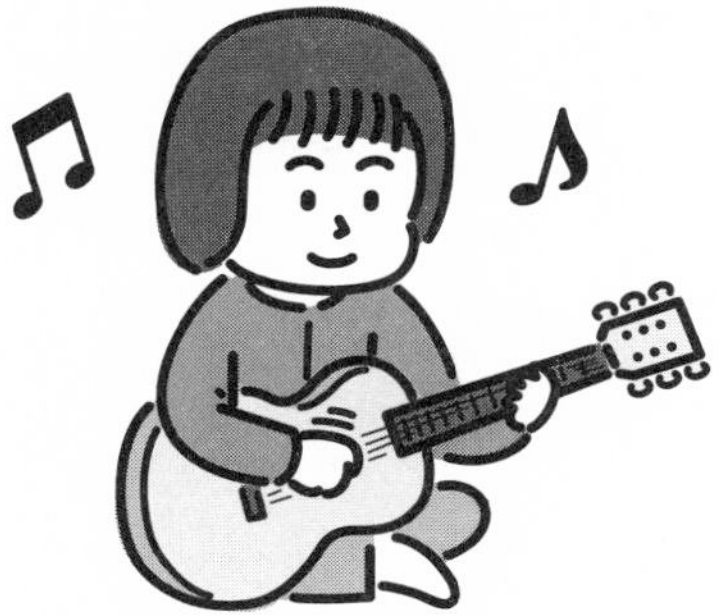

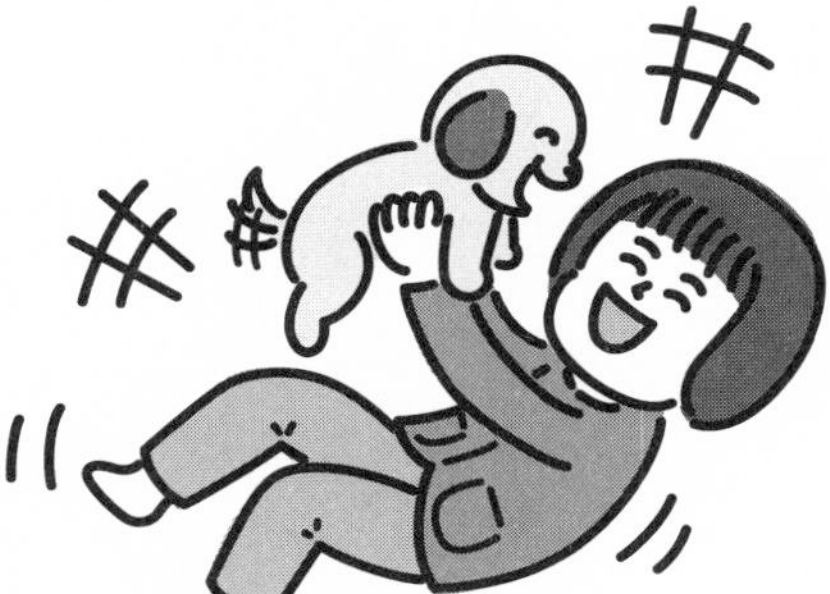

チェックリスト！

いつも時間のないハナを助ける方法

以前のハナなら、楽しいことには何にでも参加していました。またそんなハナに戻ってほしいですか？　スマホ以外の好きなことに時間を使うよう、あなたからアドバイスをしてみましょう。

1. アプリ通知を消す

ゲームやＳＮＳの通知は消すようにアドバイスしましょう。メッセージの通知まで消すのは勇気がいるでしょうから、最初のうちは消さなくてもかまいません。

2. 実際に会う

チャットで話が盛り上がったら、「実際に会って話そうよ」と誘ってみましょう。そのほうがずっと楽しいはずです。

3. 遊びに誘おう

プールやスケートに行く時、ハナも誘ってみましょう。必要なら家まで迎えに行きましょう。なお、チャットやメールで誘うのではなく、なるべく電話で誘いましょう。そのほうが断りづらいからです。

4. あなたもスマホを取り出さない

ハナに会う時はあなたもスマホを出さないようにして、通知も消しておきましょう。あなたがスマホを取り出すたびに、ハナも同じことをするでしょうから。

5. はっきり言おう

勇気がいるかもしれませんが、一緒にいてもハナがスマホばかり見ていて上の空だったら、「ちゃんと私と一緒にいてよ」と言ってみましょう。人差し指でしかメッセージを打てないお父さんやお母さんにもそう言うとよいでしょう。大人だって「ちゃんと自分を見てほしい」という言葉を聞かされる必要があるのです。

あとは……お父さんやお母さんに親指でメッセージを打つ方法を教えてあげましょう。今時、人差し指で打つなんてみっともないですよね。

第5章

爆発

2011年に何かが起きた

2012年頃、アメリカの研究者が、若者の行動が変わったことに気づきました。眠れない人が増え、友だちと会うことが減り、デートの回数も減ったのです。飲むお酒の量も、自動車免許を取る人も少なくなりました。一体何が起きたのでしょうか。

確かなことは分かりませんが、iPhoneが広まったせいだという可能性があります。iPhoneは2007年に発売になりましたが、本格的に普及したのが2011年でした。それ以来、多くの人がインターネットにつながった小さなパソコンをポケットに入れて歩いているような状態です。当時、iPhoneだけではなく他のメーカーも色々なモデルを発売しましたが、スマホの普及を支えたのはiPhoneでした。

研究者も驚くほどの変化

若者の行動が変化した理由は単純で、スマホ以外のことに時間を使わなくなったせいでしょう。睡眠時間が減り、友だちに会ったりデートをしたりする時間も減りました。お酒を飲む時間までなくなり（お酒を飲み過ぎないことはいいことですが）、自動車の免許を取ることもなくなったのです。

ただしこれはあくまで平均の話であって、2011年以降も若者は眠り、友だちと会い、免許を取っています。ただ、その割合が前よりも減っているのです。しかも小さな減り具合ではありません。変化に気づいた研究者は、30年代までデータをさかのぼっても「こんな現象、今まで見たことがない」と驚いています。

なぜ若者に変化が？

なぜ「若者」に変化が見られたのか、その理由はいくつか考えられます。1つ目は、若い人のほうが新しいものを試す傾向があるから。2つ目は、若者はまだ自分なりの習慣や生活を形作っている最中で、それが完全に出来上がっていないからです。そして問題なのが3つ目です。

23ページでも読んだように、私たちはスマホやタブレットに小さなドーパミン放出をたくさんもらっています。そして、かんたんにもらえるドーパミンに特に影響されやすいのが10代の若者です。大人だと、脳の中の前頭葉が理性的で、行動にブレーキをかけてくれます。前頭葉が「そろそろスマホを消して寝ないといけないよ」と語りかけてくれるのです。また明日も新しい1日が待っているのですから。

しかし**この前頭葉は25歳くらいになるまで完成しません。**つまりそれより若い人のドーパミンシステムは暴れ馬のように突っ走る上に、その馬に乗った騎士は乗馬の初心者だという状態なのです。

それはそんなにまずいことなのでしょうか。答えはイエスです。ともかく、子どもや若者がスクリーンを見ている時間の長さを考えると、非常にまずいです。

乳児（0〜12カ月）の4人に1人がインターネットを使っており、2歳児の2人に1人がインターネットを毎日使っています。

アメリカの子どもや若者は毎日7・5時間、スクリーンを見つめています（ここではスマホ・タブレット以外にテレビも含みます）。90年代にはそれが3時間でした。

8〜10歳の子どもは平均6時間、11〜14歳は9時間をスクリーンに費やしています。スウェーデンのティーンエージャーはスマホを1日4時間使っています。さらに、子どもと若者の3人に1人が1日のうち5時間、じっと座ったままスクリーンを見ています。学校以外の時間のうちの5時間というのはかなり長い時間です。

4000人の若者を調べた調査では、7人に1人が「SNSを1日6時間以上使っている」と答えました。

また、ティーンエージャーの半数が夜中に少なくとも1度、スマホをチェックしています。ある調査では10人に1人が「夜中に少なくとも10回（そう、10回です！読みまちがいではありません）スマホをチェックしている」と答えました。

もっと知りたいですか？　これで充分だと思います。ところで、今挙げた数字はどれも数年前のものなので、今はもっと増えているはずです。

つまり、2011年に「爆発」が起きたのです。2010〜2016年にモバイルインターネットの使用が1人当たりゼロから1日約4時間に増えています。しかも2016年というのはしばらく前のことです。人間がこれほど短い期間で行動を大きく変化させたことは、今までにありませんでした。昔はみんな何に時間を使っ

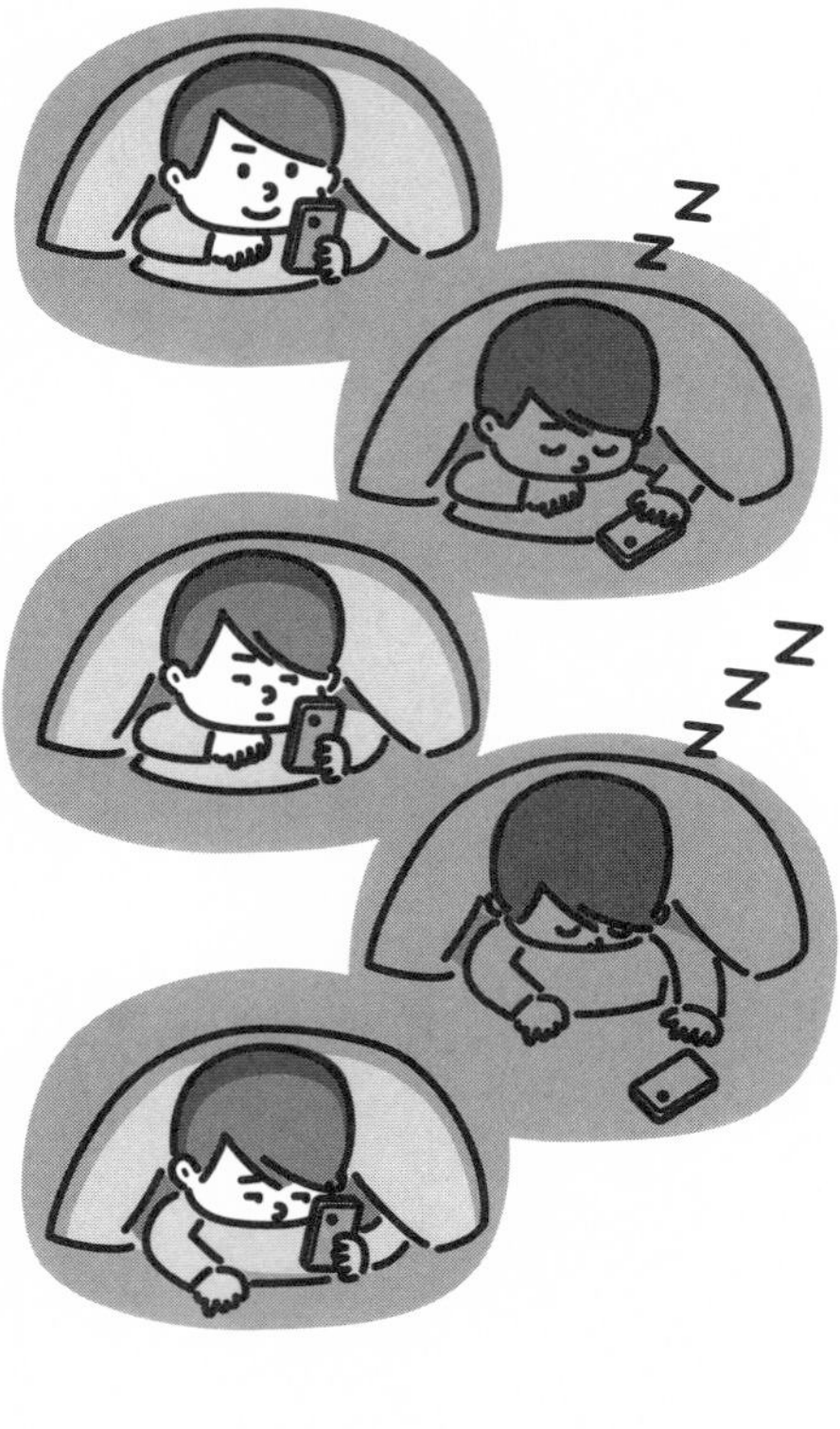
Z Z
Z Z Z

ていたのか、不思議になるくらいですね。

新しいテクノロジーは危険!?

これまでも、新しいテクノロジーが開発されるたびに、「不吉だ」「危険だ」と主張する人たちがいました。

16世紀：印刷技術「情報が多過ぎて、脳が情報に溺《おぼ》れてしまう」
19世紀初め：鉄道「時速30キロで移動したりしたら、気持ちが悪くなって吐いてしまう。命にかかわるから、鉄道に乗ってはいけない」
19世紀のもう少しあと：電話「悪魔の発明」「雷や邪悪な魂を引き寄せる」
1950年代：テレビ「観る人を麻痺《まひ》させ、精神障害を起こす」

スマホやタブレットもやはり危険なのでしょうか。世間では色々な警告がされていますが、それは単に最新の技術が怖いせいなのでしょうか。

そうだとも言えるし、そうではないとも言えます。スマホがこれまでの技術と大きくちがうのは、今の私たちがそれをどこにでも持ち歩き、ほぼ1日中触っている点です。毎日のように列車に6、7時間も乗っていた人はいなかったし、上着のポケットにテレビを入れて持ち歩いた人もいなかったはずですから。

脳は変えられる

私たちの脳はできる限りの努力をして、暮らしている環境に適応しようとします。それに、適応するのが得意です。元々サバンナでの暮らしに合うように進化しましたが、脳はこれからも変わることができるし、いつも新しい道を見つけようとします。そんな脳ですから、毎日長い時間やっていることに大きく影響を受けてしまいます。そうでなければおかしいくらいです。

今のスクリーンタイムで良いのか悪いのか

今のようなスクリーンタイム（スマホやタブレットを見る時間）で良いのか悪いのか、結局みんなが一番知りたいのはそこでしょう。スクリーンから受ける影響は人によってちがうので、ここでは平均的な結果を見ていきましょう。特に子どもや若者のことはたくさん調査が行われていますが、基本的にはどれも同じ結果を示しています。「スクリーン機器を使う時間が長い人のほうが、精神状態が悪いことが多い」のです。

気分が落ちこみ、うつっぽくなる可能性は、スクリーンタイムが1日3時間以上になるとぐんと増え、そこから時間が長くなるごとに増えていきます。確実に精神状態が悪くなるとは言えませんが、危険性が上がるのです。

しかしそれは「スクリーンのせい」ではないかもしれません。前は友だちと会ったり、スポーツをしたり、楽器を弾いたり、他の事をすることで気分が良くなっていたのかもしれません。かんたんに言うと、「気分が良くなるようなことをする時間をスクリーンに奪われてしまった」のでしょう。

良いニュースも

スクリーンタイムも長過ぎなければ気分を良くしてくれるという研究結果があります。しかしそれには1日1時間程度にとどめておかなければなりません。

お父さんやお母さんからスクリーンタイムのことでうるさく言われるようなら、

「1時間ならパパもママもスマホやタブレットで遊んでいいよ」と言ってあげましょう。しかし長くても絶対に2時間以内にしてください。それ以上になるとお父さんやお母さんが不機嫌になって、さらに口うるさくなる危険があります。

第6章

あなたは感情に動かされている

なぜ人間には感情があるのか

人間に感情があるのは生き延びるため。単にそれだけです。

いや、そこまで単純な話ではありません。それで正しいことは正しいのですが、もっとよく理解するために、感情が生まれる場所、つまり脳の中を見ていきましょう。

生まれてから死ぬまで、あなたの脳はたった1つの質問に答えようとしています。その質問というのは「今、どうしたらいい？」です。脳は常に命がけだった時代に進化したので、そこに「生き延びるためには」という条件がつきます。

とにかく脳はその質問に答えているだけなのです。そして**人間の感情というのは、「生き延びられる可能性が一番高いことをしなさい」と私たちを説得する手段なのです。**生き延びられればそのうち子どもが生まれ、自分の遺伝子を残すことができます。動物にとっては遺伝子を残すことが唯一《ゆいいつ》の生きる目的です。感情があるおかげで人生が楽しくなりますが、それはあくまでおまけのようなものなのです。

完璧《かんぺき》な世界に生きるロボットなら？

感情はなぜ、どのようにして私たちを動かすのか。それを理解するために、人間に似ているけれど、感情をまったく持たないロボットを想像してみましょう。そのロボットは私たちと同じように、生きていくために食べたり、眠ったり、病気にならないようにしたりしなければいけません。

このロボットは世界中の情報を手に入れることができます。だいたいのことは何でも知っていて、知らないことがあっても一瞬で調べることができます。

そのロボットがサンドイッチを見つけたとします。するとロボットはまず、自分が今、「栄養やエネルギーを必要としているかどうか」を考えます。それからサンドイッチの栄養分を分析し、自分の必要性に合っているかどうかを判断します。さらには冷蔵庫にもっと栄養のある食べ物がないかどうかも調べます。栄養のない食べ物でお腹《なか》をふくらませたくないからです。ところで、そのサンドイッチは他の人の物かもしれません。サンドイッチがなくなったら怒る人がいるかもしれないのです。こうやって、サンドイッチを食べるメリットとデメリット、そこに危険があるかどうかも考えます。

こうしてロボットはサンドイッチを食べるかどうかを色々な視点から分析し、その結論にまちがいはありません。しかしあなたや私の場合、ここまで完璧にはいきません。

現実の世界に生きる私たち人間は？

人間の場合はもっと複雑です。自分がどれだけ栄養やエネルギーを必要としているか正確には分からないし、食べ物の栄養を細かに知ることもできません。計算しようとしても果てしなく時間がかかり、サンドイッチにカビが生えてしまいます。もしくは別の人に食べられてしまうでしょう。

現実の世界にはそこまでの情報がないし、完璧な判断をする時間もありません。いつまでも計算して悩んでいたら、祖先は生き延びられなかっただろうし、そうすると今の私たちも存在しませんでした。目の前にトラがいるのに、計算機を取り出して、「リスクを計算するからちょっと待って」と言うわけにはいかなかったのです。

ではどうしていたのかというと、**脳が感情を使って私たちを正しい方向に進ませていたのです。**

脳がどの感情を使うかを決める過程

1．何かが起こる（例1：サンドイッチをみつける　例2：トラと出会う）
2．過去の記憶や知識を元に、状況を把握する（例1：サンドイッチはおいしい　例2：トラは危ない）
3．今ここでどういう感情が一番役に立つのかを一瞬で計算する（例1：お腹がすいた　例2：怖い）
4．あなたがその感情を感じ取り、行動に出る（例1：サンドイッチを味わう　例2：トラから逃げる）

こうやって、脳が望んだ通り、あなたは生き延びることができました。

まず考えることが必要な場合も

しかし私たちは常に感情にしたがうわけではありません。私たちには「衝動」というものもあります。特に子どもや若い人は衝動をおさえるのが大変です。

お腹が空《す》くと、サンドイッチを食べたいという衝動にかられます。しかしよく考えてみると、そのサンドイッチはお姉さんが自分のお弁当として作ったのかもしれません。その場合、あなたの口元にパンくずがついていたら大変なことになります。あるいは、弟が初めて自分で作ったサンドイッチかもしれません。お父さんやお母さんに見せたくて、呼びに行っているところかもしれません。

どちらの場合であっても、衝動的にサンドイッチを食べてしまったら、あとで深く後悔することになるでしょう。

つまり、**生き延びるためには衝動にしたがうのが一番良いですが、よく考えたほうが良い場合もあるのです。**

脳の中ではどうなっている?

おいしそうなサンドイッチを見た時、あなたの脳の中では何が起きているのでしょうか。

脳はあなたを行動させるために、神経伝達物質であるドーパミンをあちこちに送ります。3本の高速道路を通してドーパミンを送るようなイメージです。

そのうちの1本は報酬中枢《ちゅうすう》に到着します。そこに着いたドーパミンはあなたに「何かしたく」させます(＝おいしそうなサンドイッチだ。食べたい)。2本目の高速道路は前頭葉という部分に向かいますが、先ほども書いた通り、前頭葉は25歳くらいまで完成しませんから、若いうちは決定がよく練られていないことがあります(＝自分のではないけど、サンドイッチを食べてしまおう)。3本目の高速道路は大脳基底核という部分に着き、決定したことがそこで行動に移されます(＝サンドイッチに手を伸ばす)。

あなたの脳のなかでは、次のページのイラストのようなことが起こっているのです。

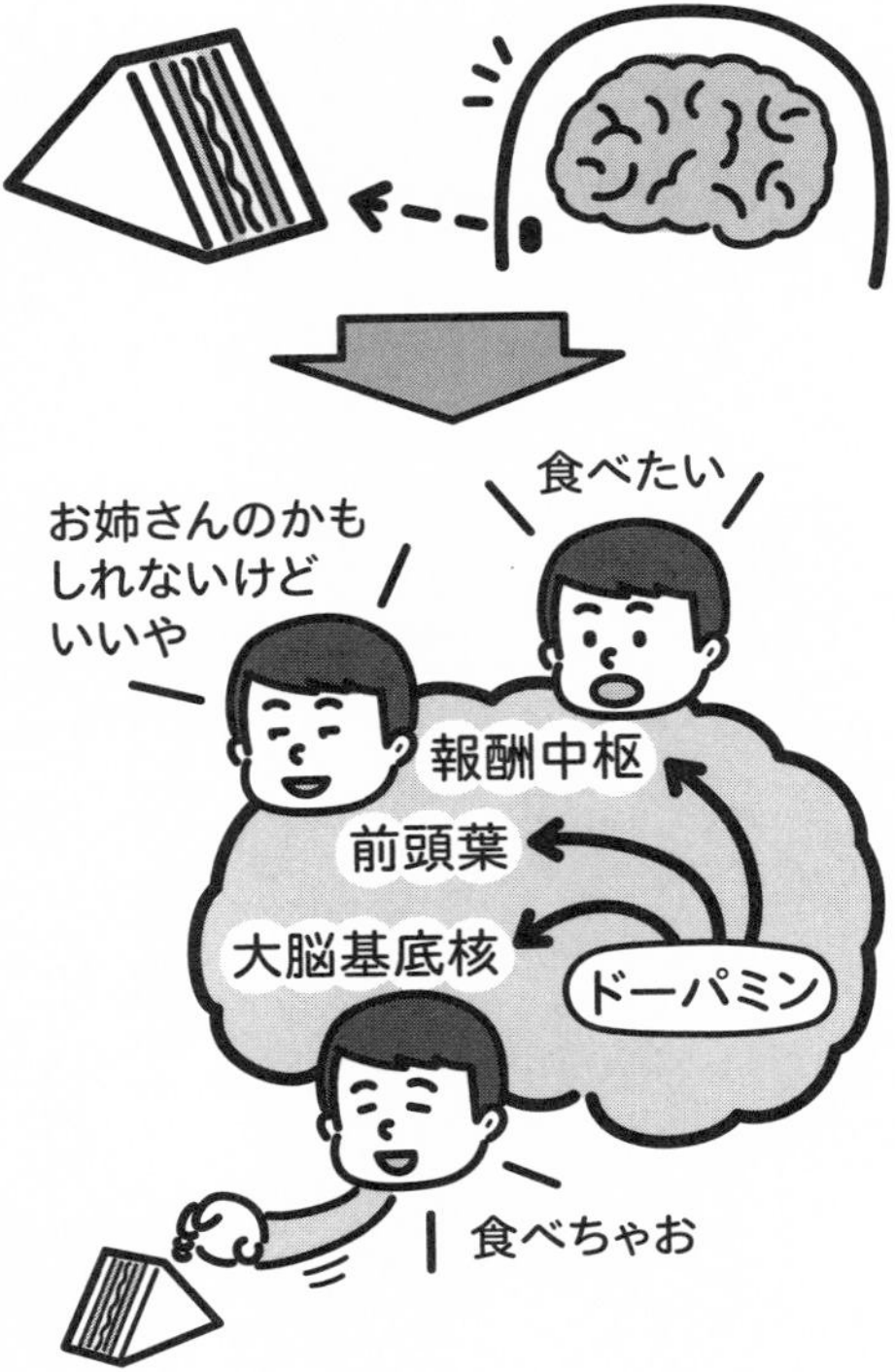

食べたい
お姉さんのかも
しれないけど
いいや
報酬中枢
前頭葉
大脳基底核
ドーパミン
食べちゃお

ネガティブな感情が優先されるわけ

同時に色々な感情がわいた場合、たいていはネガティブな感情が優先されます。ネガティブな感情というのは大昔から「命の危険」に関係のある感情だからです。命の危険には何よりも先に対応しなければなりません。食べたり飲んだり、眠ったりといったことは後回しにしてもいいですが、お腹を空かせたトラにはすぐに反応しなければなりません。**だから私たちは心配になったり焦《あせ》ったりすると、それはどちらもネガティブな感情ですから、それ以外のことを考えられなくなるのです。**

このように、人間はネガティブな感情に興味がわくものなのです。それが自分以外の人のことだとなおさらです。ものごとやドラマチックな悲劇がまったく起きない小説や映画はたいくつに感じますよね。

スクリーンによってつくられる感情

このように、感情が私たちを行動させるのですが、スクリーン機器はその性質を利用して私たちの脳をハッキングしたのです。

脳はあなたが必要な時に活動的になり、休んだほうがいい時には休むように、感情という合図を送ってきます。食べ物を探したり、友だちを作ったりといった、人間の歴史の中で大事だったことをあなたにさせるためです。しかし脳はエネルギーが足りなくなることをいつも心配していて、むだなことにエネルギーを使ったりはしません（56ページ参照）。

また、脳は「もしかすると」（72ページ）や「噂話《うわさばなし》」（106ページ）、「新しい情報」（20ページ）「近道」（56ページ）が大好きです。それにはメリットがあるからです。スマホからはたくさんの合図が脳に送られ、通知音が鳴ると「『もしかすると』大事かもしれない」と思うし、友だちや有名人の「噂話」も提供してくれます。手を伸ばせばそこに「新しい情報」がいくらでもあるのですから、スマホが目に入っただけで脳は「近道」をしてドーパミンを出してしまいます。エネルギーを使わなくても、あれこれもらえることを脳は分かっているのです。

脳がスマホからタダでドーパミンをもらえると思っていても、実はタダではありません。あなたは自分の時間と注目を――もっと大事な事に使えるはずだった時間と注目を代償として支払っているのです。

第7章

群れに属していることが大事

群れの一員として生きるために

人間は社交的な生き物で、そのおかげでここまで生き延びてきました。サバンナでの生活を想像すると分かるはずです。

まず何よりも、安全を確保しなければいけません。他の人たちと協力したほうが、敵や肉食動物から身を守りやすくなります。特に夜は、交替で番をすることができます。

食べ物や水も大事ですが、人間は他の動物と比べて強くもないし足も速くないので、他の方法を考えなくてはいけません。一方で、私たちは協力が得意です。仲間と協力して狩りをすれば、獲物《えもの》を追いつめることができるし、わなをしかけて追いこむこともできます。協力して狩りをする動物もいるにはいますが、人間は動物よりずっと高いレベルで計画を立てることができます。それに、言葉が話せるおかげで狩りの最中にも仲間と意思疎通《そつう》ができます。

野菜や果物や水を手に入れるためには、また別の強力な武器があります。それは他の人に情報を伝えられるという能力で、水のある場所や一番大きな果物の木のある場所を、子どもたちに伝えていくことができます。何年も経《た》つと、人間の群れには大きな知識がたくわえられ、その知識を群れの全員が活用できるのです。

１人で必死に生きるよりも、群れ――つまりグループに属しているほうが圧倒的に都合が良かったのです。逆に群れから追い出されると、それは死んだも同然でした。

１５０人で定員いっぱい

人間は１５０人くらいの人と関係を作れると言われています。ここで言う「関係」というのは、相手が他の人のことをどう思っているのかを知っているくらいに親しいという意味です。たとえば、私はハナが好きだけれど、ハナはフウタに怒っている（ちなみにフウタは私の親友）というような関係です。顔や名前だけなら、１５０人よりも多く覚えることができます。

人間にとってそのくらいが適当な大きさなのでしょう。おもしろいことに、サバンナに暮らしていた祖先もやはり、そのくらいの人数の群れで暮らしていたようです。

現代にも群れはある

グループに属せないことへの恐怖は、今でも私たちに残っています。だから家族や親戚《しんせき》で集まったり、友だちや知り合いを作ったりして、安心できるような群れを確保するのです。

中でも家族は一番安心できるグループで、家族の中では心に余裕をもって行動できます。それほどがんばらなくてもグループから追い出されることはまずないからです。少しわがままな自分をさらけ出しても、追い出される危険はあまりありません。

しかし友だちや、知り合いのグループの場合はちがってきます。こちらはゆるいつながりの群れなので、グループから出ていく人もいれば、転校してしまう人もいます。逆に、友だちの友だちがグループに入ってくることもありますし、同じ１人がサッカーチーム、学校のクラス、近所の友だちグループなど、複数のグループに属することもよくあります。この場合はグループの境目があいまいなので、グループから追い出される可能性もあります。

だから私たちはグループになじむよう努力をします。仲間に必要とされよう、好かれようとがんばるのです。それが人間が「社交的な生き物」であるゆえんです。他の人ににこやかに優しく接しておいて悪いことはありません。

リーダーは気分が良い

人間以外にも群れで暮らす動物はいます。人間に一番近いサルもそうです。サルの群れを観察すると、人間のことも色々と学べます。

自分の友だちグループを見ても、誰がリーダーなのかははっきりしていると思います。群れの中心人物で、その人が何か決めることが多く、その人が首をたてに振ると何かが始まるのです。サルの群れも同じですが、そこではリーダーの存在がさらにはっきりしています。私たち人間のほうが何もかも複雑にしがちなのです。

似ているのは、人間でもサルでも、グループのリーダーになると気分が良いこと

です。脳の中でセロトニンと呼ばれる物質のレベルが高くなるのですが、セロトニンは心の落ち着きやバランス、気力など、気持ちの良いことに関係してきます。一言で言うなら、「自信がある」という状態でしょうか。

グループの中の地位

人間のグループはサルの群れほど地位がはっきりしていませんが、グループ内の位置、つまりランクや地位の高さは、人間でもサルでも重要になってきます。私たちもたえず自分と他人を比べて、上なのか下なのかを確認しています。グループの中で安全な位置にいる自信があって、その地位が高いほど、私たちは精神的に元気でいられるのです。逆に、グループ内での地位が脅《おびや》かされると、精神状態が悪くなります。

いじわるな噂話が楽しいわけ

グループの中で誰が信用できるのかを知りたければ、便利な道具があります。誰が誰を好きで、誰が誰を嫌っているのか。誰が強くて誰が弱いのか。**自分が間違っ**

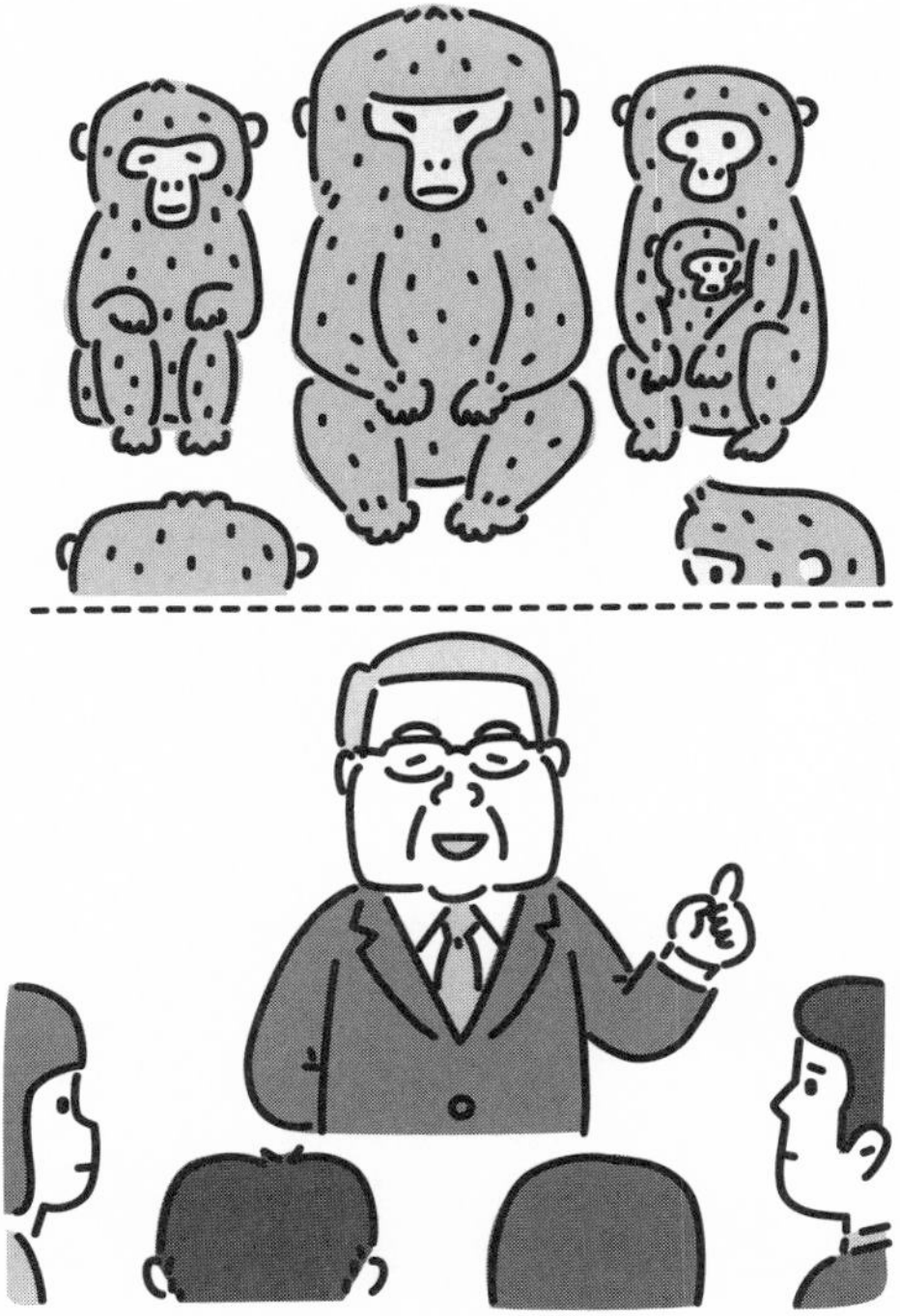

た行動を取らないように、知っておかなくてはならない情報――それが分かる道具とは、「噂話」です。

噂話というとネガティブなイメージですが、実は良い面もあります。噂されると分かっていれば、悪いことをする人は少ないでしょう。また、噂は人と人の絆《きずな》を強めます。他の人のいじわるな噂をした人たちには特に強い絆が生まれます。いじわるな噂というのは特別に魅力があるようです。おそらく昔は、「あの人には近づかないほうがいい」という情報が大事だったからでしょう。私たちは争いやケンカの噂も好きです。まちがった側に味方をしてしまったら、グループを追い出されることになるのですから。殴り殺されてしまうこともあったでしょう。大変な時代だったのです。

良い噂というのもあり、それは別の意味で脳にとって大事です。「ハナが水牛を素手で倒した」という噂を聞いたら、あなたも身体《からだ》をきたえようと思うかもしれません。火事で燃えている小屋から子どもを救った人の話を聞けば、自分だったらどうするだろう、どうすれば勇敢になれるだろうと考えるでしょう。

しかし、良い噂はいじわるな噂ほど面白くはありません。

敵か味方か

祖先にとって一番危険だったのは、食べ物が見つからないことやライオンや病気ではなく、実は他の人間でした。サバンナでは10人に1人が他の人間に殺されていたようなのです。しかも同じ群れの仲間に殺されていたのです。ましてやうっかり他の群れの人間に出くわしたりしたら、2人とも生きたまま別れることはまずなかったでしょう。

だから私たちは人と出会うと、相手が「自分たち（味方）」なのか「あいつら（敵）」なのかを考えてしまいます。そして、「あいつら」なら危険かもしれないと身がまえるのです。

その時に脳の中の扁桃体《へんとうたい》が、「怖い」という気持ちを発動させます。扁桃体は敏感過ぎる警報機のようなもので、知らない人や物を見るとすぐに反応します。つまり、**人間には自分とはちがったものを「怖い」と思う気持ちが組みこまれているのです。**知らない人を見ると、扁桃体が「警戒しなさい」と伝えてきます。しかも扁桃体は「危険を見逃すくらいなら、念のため多めに警報を鳴らしておこう」と思っています。相手が自分たちとはちがった見た目の場合には特にそうです。

確かに昔ならそういった危険に気づくことが大事でしたが、今のように毎日知らない人を何百人も見かける時代にはまったく都合が良くありません。知らない人を見たからといっていちいち反応しないようにはなりましたが、意識の奥のほうには不安が残っています。だから自分たちとは見た目がちがったり、ちがった行動をしたりする人たちがいると不安を感じてしまうのです。その点は気をつけておかなくてはなりません。言葉や文化、人種のちがう人に対して敵意をもってしまうことがあるからです。

で、スクリーンとの関係は?

ここまでグループや群れ、社交性の話をしてきましたが、それがスクリーンとどう関係があるのでしょうか。スマホやタブレットがあれば新しいグループを作ることができるし、前からあるグループと連絡を取り続けることもできます。それがSNSです。

ガーデニング、スピードスケート、鉄道模型、ホラー映画——どんな趣味であっても、ネット上なら世界中にたくさんの仲間を見つけることができます。親戚や学校の友だちが最近何をしているのかも、あなたたちは大人の世代よりもよく知っているでしょう。だからさびしいと感じている人などもう誰もいません……いや、本当にそうでしょうか？

不思議なことに、ＳＮＳを使ううちに精神状態が悪くなり、逆にさびしいと感じている人がいるのです。次の章でくわしく見ていきましょう。

ＳＮＳ（ソーシャルネットワーキングサービス）：ユーザー同士が文字、写真、音声で交流したり連絡を取ったりできるウェブサービス。ユーザー自身がコンテンツを作り、投稿する。

第8章

SNS漬けのヒカリの場合

・SNS上で人生を生きていて、やっと現実に面白いことが起きてもついていけないない気がする。

・他の人の素敵な写真と自分を比べてばかりで、自分に自信がない。

・〝いいね〞をもらうためなら何でもする。本当は嫌なことでも。

ヒカリの1日

朝

目を開けた瞬間にSNSを開いて、寝ている間にすごいことが起きていないかどうかをチェック。よかった、何も起きていない……。リアルタイムで見ないと、見逃した気分になってしまうから。

あくびをしている動画でも投稿しようかな。いや、そんな元気はない。朝ごはんの写真だけにしておこう。パンの上にチーズ、レタス、豆のペースト、名前は分からないハーブをたっぷりのせて。写真を撮り終えたら、チーズ以外は外して食べた。

昼

午後は友だちとショッピングモールへ。いろんな店で試着して、お互いに写真を撮った。店の棚が写らないようにすれば、全部買って家で着ているみたいに見えるから。

でも店員さんに気づかれてしまったようなので、来週末は別のモールに行かなければ。駐車場では自分の親がお金持ちみたいに高級車の前で写真を撮ってから、バスで家に帰った。

写真を何度にも分けて投稿すれば、毎日ショッピングモールに行って山ほど服を買っているみたいに見えるはず。実際には何も買っていないし、お茶するお金もなくて、友だちとホットドッグのパンを半分こしただけなのだけど。

夜

私とはちがって、すごく幸せそうな人生を送っている人がいる。知っている人やフォローしている人の写真や動画を見ていると、みんな幸せそうだし、見た目もかっこいい。写真を修整したりフィルターを使ったりしているのは分かっているけど……。だって私だってフィルターや修整はしているけれど、ちっともかっこよく見えないし、幸せでもない。

私もインフルエンサーになりたいなあ。インフルエンサーになれば、服もガジェットも旅行も、欲しいもの全部無料でもらえるんでしょう？　私はホットドッグのパンを半分こするだけのお小遣いしかもらっていない。ケチャップが無料で本当に

ヒカリの日常

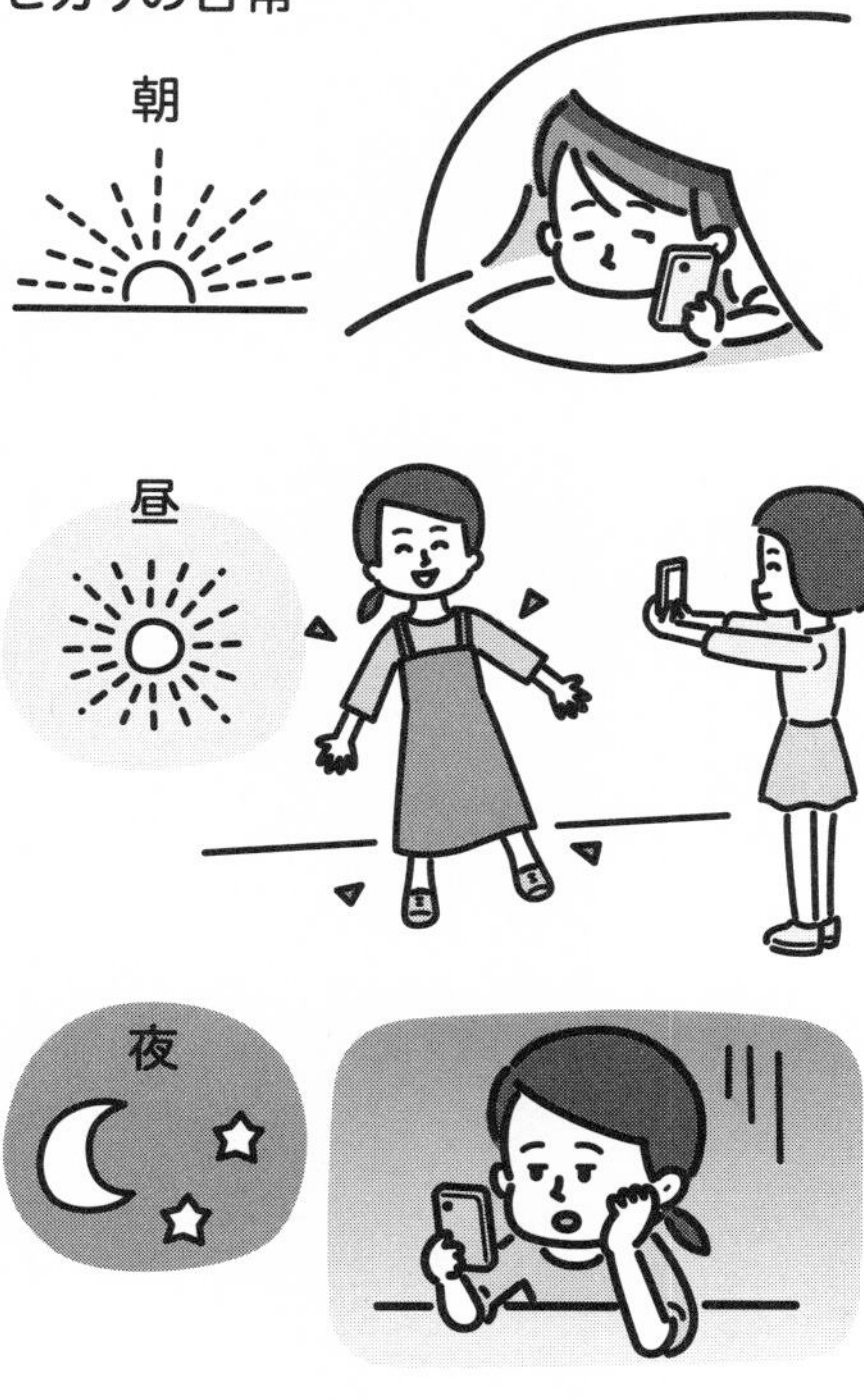

よかったよ……。

人と会って長生きしよう

「社交的でたくさんの人と付き合いがあると、健康に長生きできる」という研究結果がいくつも出ています。それは逆も同じで、孤独でさびしいと病気になる可能性があり、実際に寿命が縮まるのです。

では、スクリーンの前に1人で座って、ネット上でたくさんの人とやりとりがある場合はどうなるのでしょうか。それも孤独なのか、それとも社交的だということになるのか。その点をこの章で見ていきましょう。ヒカリのためにも、その友だちのためにも、知っておくとよいことです。

私の話はもういいよ、あなたの話をしよ。で、あなたは私のことどう思う？

脳の中には側坐核《そくざかく》という部分があり、報酬中枢という名前で有名です。おいしい物を食べたり、友だちと会ったりすると活発になる部分で、それは側坐核が「楽しい」という感情を報酬（ごほうび）として与えてくれるからです。

その側坐核は、自分の話をする時やほめられた時にも活発になります。

だから私たちの話の半分くらいは、自分のことや自分が体験したことです。ＳＮＳの投稿を見る限り、半分よりもずっと多いでしょう。

自分のことを話すのがどのくらい好きかは人によりますが、話している時に側坐核がどれだけ活発になるかを測ることができます。ある実験では測った人全員の側坐核が活発になりましたが、特に活発になったのはよくＳＮＳを使う人たちでした。

自分の話をすると側坐核が特に活発になる人は、ＳＮＳにも時間をかけるのでしょう。不思議ではないですね。

そういう人たちにとって一番のごほうびは何でしょうか。そう、そのために「いいね！」ボタンがあるのです。

だけど、なぜ自分のことを話したいの？

またサバンナの時代に戻ってみましょう。そのころは自分のことを話すと、他の人と絆が強まったのです。お互いのことを知れば知るほど、協力しやすくなります。

自分のことを話すと、他の人が自分のことをどう思っているかを知ることもできます。相手の反応をよく観察することで、自分の言動を磨いて、もっと人気者になるのです。

ただし、サバンナの時代には話を聞いてくれる人の数はそれほど多くなく、話している相手はたいてい1人から数人でした。今は時代が変わり、SNSを使えば何百人、あるいは何千人という人に自分の話を聞いてもらうことができます。ただ困ったことに、相手の反応が見えません。

SNSの名前は書かないでおきます

世の中には有名なSNSがいくつもありますが（Twitter や TikTok など）、この本ではSNSとだけ呼ぶことにします。なぜかというと、若い人たちは来週にはもう別の新しいSNSを使っているかもしれないからです。何年も同じSNSを使い続けるのは著者やあなたの親のような大人だけでしょう。この本を毎月のように刷り直さなくてもいいように「SNS」としておきます。

言い過ぎに注意

相手が目の前にいて話す時は、相手の表情や態度が目に入り、ちょっとした反応を読み取ることができます。相手が眉《まゆ》をひそめたら、「自慢話をし過ぎたかな」と気づくし、相手の目が泳いだら、「今言ったことを信じてもらえていないな」と分かるでしょう。それなら少し謙遜《けんそん》するとか、「冗談だけど」と言って笑うとか、言葉を変えるなどして、また気持ちが通じ合うようにするはずです。

これは普段、特に意識せずにやっていることなので、どういう時に「あ、やばいな」と感じるのかを正確に説明することはできません。

しかしネット上のやりとりでは、こういったことに気づくことができません。もちろん「いいね！」の数や絵文字の表情から少しは伝わってきますが、目の前にいる人の顔色を読む時ほど正確には分からないし、ほとんどの人は反応を見せません。反応していたとしても、目の前にいないからあなたには見えないでしょう。

自分のことを話すと側坐核がごほうびをくれるので、ネット上でも自分の話をしてしまいます。ところが**ネット上では、相手の反応に気づいてブレーキがかかるこ**

とがありません。そのため、相手が目の前にいる時には絶対に言わないようなことでも言えてしまいます。その投稿を読む人の数もとても多いので、よく考えて投稿しなければ大変なことになります。

きつい口調に注意

あなたもきっと、ネット上でひどいコメントを見かけたことがあるでしょう。お互いを罵倒《ばとう》したり、もっとひどい言葉が飛びかったりすることもあります。誰かの発言のせいですらなく、元の投稿とは何の関係もない見た目や態度のことだったりもします。ネット上ではなぜあんなに大勢の人がいじわるなのでしょうか。

ここでまた、相手の反応が見えないということが関係してきます。目の前で話している相手を言葉で傷つけてしまったら、あなたはすぐに気づくはずです。人間には生まれながらに、他の人を傷つけたくないという強い気持ちが備わっているからです。しかしネット上では相手の反応が見えないので、あなたを止めてくれるブレーキがありません。匿名《とくめい》で投稿を書いた場合にはなおさらブレーキがかからないでしょう。自分の言葉のせいで相手がどんな気持ちになるかなど考えずに怒りをぶち

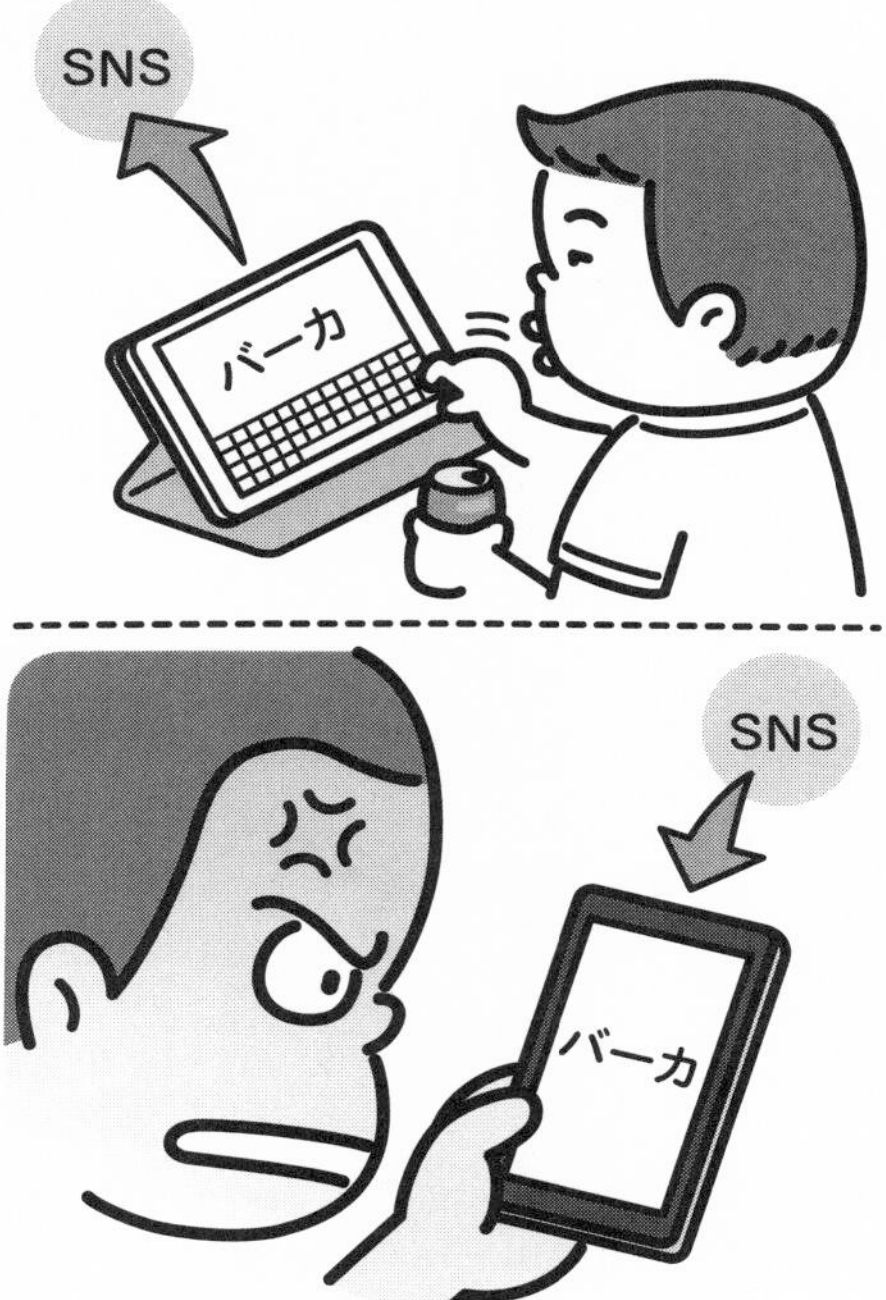
SNS
バーカ
SNS
バーカ

まけるのは、実は天にも昇るような快感なのです。

そのため、目の前にいる人には夢にも言えないようなことも書けてしまいます。だから他の人のことを書く時は、投稿する前によく考えましょう。そうは思えなくても、スクリーンの向こう側には生きた人間がいるのです。普段あなたも誰かに面と向かって「デブ」「不細工」とは言わないでしょうし、コメント欄にも書いてはいけないのです。

ネットと現実の世界はつながっている

ネット上できついコメントをすると、あとあと大変なことになる可能性があります。相手の反応が見えないからといって、友だちにいじわるなことを書いてしまうと、冗談のつもりでも仲が悪くなりかねません。ネット上でのもめごとは、現実世界、つまり実際に会った時にも続いていきます。

お互いの顔が見えない、声も聞こえない状態では、誤解は起きやすいものです。絵文字をいくつくっつけて説明しても誤解は生まれます。その誤解はそのまま現実の世界へと流れこんでいきます。

あなたのコメントを読む時に、その人はあなたほど機嫌が良いわけではないかもしれません。そのせいで、あなたが考えていたのとはぜんぜんちがった風に受け取られることもあります。**コメントする時は感じの良い表現を選んで、分かりやすく書きましょう。**

他人と比べるのは危険　その1

クラスメートと一緒にクラスの集合写真を見たことがありますか？　不思議なことに、みんな口を揃《そろ》えて「私の顔、すごく変だ」と言います。自分以外の全員はいつもと同じ顔で写っているのに、なぜでしょうか。

私たちは自分の顔を客観的に見ることに慣れていません。鏡があちこちにあるし、しょっちゅう自撮りもしているわりには、慣れていないのです。鏡の前や自撮りをする時には、特別な表情（あなたにも自撮り顔がありますよね？）を作っています。他の人に写真を撮られる時にはうまくその顔を作れなくて、まばたきしたり、いかめしい表情になったり、なぜか口を斜めにして笑っていたりします。すると自分では変な顔に見えるのです。しかしなぜ他のみんなはその顔が変だとは思わないのでしょうか。

それは、みんなは普段からあなたの色々な表情を見慣れているせいです。あなたの自撮り顔は、実はいくつもある表情の1つでしかないのです。

それに、**SNSに投稿する写真は自分が気に入った写真だけです。フィルターをかけたり修整したりもして、そこに写っているのは理想の自分です。**そしていつも他の人の理想の写真ばかり見ていると、「他のみんなは現実でもそうなのだ」と思いこんでしまいます。自分だって満足できるまで散々写真を修整していることはすっかり忘れているのです。

思春期は特に敏感な時期です。ただでさえ周りに溶けこもう、グループに受け入れてもらおうと、大変な努力をしている年頃なのです。そんな時期に、完璧《かんぺき》に見えるようデジタル修整されたセレブの顔（顔だけでなく、身体はもっと修整されています）と自分を比べていては、どんなに強い子でも自信が揺らいでしまいます。

群れの中でのランクが下がると、精神状態が悪くなるというのは覚えていますね（106ページ参照）。ここで感じる恐怖はまさにそれなのです。

他人と比べるのは危険　その２

ＳＮＳで３００人と繋《つな》がっているとしましょう。彼らの投稿のほとんどは、バスを待っているところとか、ベッドでマンガを読んでいるところではありません。ＳＮＳというのは自分が素敵だというのをアピールするための場所です。だから特別なことをした時や、他の人に感心されるようなことをした時に投稿します。

その結果、あなたのＳＮＳの画面は３００人それぞれが一番すごい瞬間を投稿した写真や動画で埋め尽くされます。ごく普通の週末なのにみんなが山登りやコンサート、楽しいパーティーに行っているように見えます。あなた自身はバスに乗って家に帰り、ベッドでマンガを読んだだけなのに。

不思議と言えば不思議なのですが、ここであなたの脳はまちがった考え方をします。その３００人と自分を比べてしまうのです。ほとんどの場合、みんなもあなたと同じようにたいくつな週末を過ごしているのに、あなたの脳内では全員が常に、何人かが投稿した理想写真のようにとんでもなく楽しそうなことをやっている、ということになっています。相手は３００人もいるのですから、あなたは永遠に勝てません。

こうしていつの間にか、「自分だけがたいくつで無意味な人生を送っている」という気分になってしまいます。

みんなで一緒に孤独？

結局、ＳＮＳは孤独なのでしょうか、社交的なのでしょうか。ＳＮＳを使うのをやめたほうが精神状態が良くなるのでしょうか。それは、「ＳＮＳを使う時間」、「使い方」、「現実世界で社交的かどうか」によるようです。

若者の幸福感、つまり「人生にどのくらい満足しているか」を測った調査があります。10歳から5年間調べてみると、平均的には幸福感は年々下がっていきました。それ自体はおかしなことではありません。思春期には誰もが日常をたいくつだと感じるものです。しかし女子の場合、**ＳＮＳをよく使う女子ほど、幸福感が下がっていました。つまり「使う時間」に関係があったのです。**ＳＮＳのせいで、楽しくなることをする時間がなくなったのも一因でしょう。

積極的なユーザー、つまり自分からたくさん写真や動画をアップする人は、他のユーザーとのやりとりも多くて、他の人の投稿を見ているだけの消極的なユーザーよりも精神状態が良いようでした。

しかし一番精神状態が良かったのは、実際にたくさん友だちに会っていて、ＳＮＳは普段なかなか会えない人と繋がっておくためとか、趣味の仲間とのやりとりなど、補足的に使っている人でした。なお、一番精神状態が悪いのは、現実の社交の代わりにＳＮＳを使っている人たちでした。

ヒカリへのアドバイス

ＳＮＳのいいところを満喫するコツをまとめました。
1. なるべくたくさん友だちと実際に会い、ＳＮＳは補足的に使う。
2. 他の人の投稿を見るだけではなく、積極的に参加する。
3. ＳＮＳに時間をかけ過ぎない。

チェックリスト!

こうやってヒカリを助けよう

ヒカリは現実の自分に不安を抱えています。それでネット上に自分のアバター、つまり「自分が夢見る人生を送る自分」を作っているのです。しかし誰もそんなものにはだまされないし、キャラとしても実はあまりおもしろくありません。だけどあなたは本当のヒカリがおもしろい子なのを知っています(少なくともSNSにハマる前はそうでした)。あなたがどちらのヒカリを好きなのかを伝えてあげましょう。

1. 現実世界で〝いいね!〟をあげよう

意識して現実にほめたり、すごいねと言ってあげましょう。みんながどれだけ喜ぶか、あなたも驚くはずです。ネット上の「いいね!」よりも喜びます。ヒカリはありのままの自分にたくさんほめ言葉を必要としています。見た目とか何をやったかではなくて、です。

2．一番たいくつな投稿が勝ち

自分が一番たいくつだというのをアピールする写真や動画を投稿する競争をしましょう。1週間毎日投稿して、どちらの味方でもない審判に勝敗を決めてもらいましょう。

3．恥ずかしいことを一緒にやろう

何がヒカリにとって恥ずかしいことなのか、彼女をよく知るあなたならすぐに分かるでしょう。念のためアイデアを書くとすると、「ギルティー・プレジャー」はどうでしょうか。恥ずかしいけれど実は好きなこと、たとえば昔好きだった曲に合わせて踊ったり、世界一下手なケーキを焼いて手を使わずに食べたり。大事なのはたくさん笑えること、そして投稿するなんて夢にも思えないことです。

4．フォロー相手を減らそう

一緒にフォローリストを確認して、知らない人やどうでもいい人は削除しましょう。特に感じの悪い人は必ず消しましょう。心を鬼にしてください。自分のスマホの中に誰にでも場所を与えていいわけではないのです。

5. アプリ通知を消そう

ヒカリにアプリ通知を消してもらうには、まずあなたがお手本にならなければなりません。メッセージなど、あなたに直接来るもの以外の通知は消しましょう。それから一緒にSNSを見て、「いつの間にこんなことが起きていたの！」と驚くのも楽しいものです。

第9章

やつらはあなたの注目を売って儲《もう》けている

SNSにおけるお客は誰？

新しい靴を買って1時間後には靴底がはがれたら、店に戻って苦情を言うでしょう。ネットで買った靴なら、カスタマーサービスにメールをすることができます。

ここであなたは靴という商品を買った「お客」だからです。

しかしSNSに苦情がある場合、どこに文句を言えばいいのでしょうか。文句を言える先はありません。SNSにカスタマーサービスはないのです。いや、あるにはありますが、それはあなたのためのカスタマーサービスではありません。なぜならあなたはお客ではないからです。

おかしいと思いますか？　おかしくはありません。実は、SNSではあなたはお客ではなく「商品」なのです。うっかり買ってしまった不良品の靴のような存在なのです。

もっと正確に言うと、商品はあなたではありません。ここで売ったり買ったりされているのは「あなたの注目と時間」なのです。

では、最初から詳しく見ていきましょう。

売り手、商品、買い手

ビジネスが成り立つには「売り手」「商品」「買い手」の3つが必要です。売り手というのはお金を儲ける人のことです。それから、靴のような商品も必要です。商品には値段がついていて、それを払うのが買い手です。

ここまではかんたんです。しかしSNSの仕組みはもっと複雑で、ここで言う商品とは、ユーザーの注目と時間です。買い手はユーザーにメッセージ（広告など）を伝えたい人や会社です。

ここまでは分かりましたか？　SNS自体が商品なのではないし、あなたも買い手ではありません。

別の見方をしてみましょう。人々が出会い、連絡を取り、ダンスの動画なんかをアップできるプラットフォームをあなたが作ったとします。そう、新しいSNSです。そこにユーザーが集まり、それが充分な数になると、あなたはこう言います。「うちのSNSには何百万人もユーザーがいて、1日何時間もこのSNSを見ています。この人たちに伝えたいメッセージはありませんか？　1ユーザーあたり1円でいいですよ」

ここであなたは売り手になり、ユーザーとその注目はあなたの商品なのです。

じゃあ買い手は誰？

でも、人の注目を買いたい人などいるのでしょうか。それが、いるのです。そこには黄金のような価値があるのです。でも高いお金を払ってでも人の注目を買う人が大勢いるなんてあなたには想像もつかないですか？

たとえば企業はユーザーに広告を届けたいと思っているし、国の機関が大事な情報を流したいと思っているかもしれません。政治的なメッセージや個人の意見を流す場合もあります。ユーザーは「自分は商品ではなく客だ」と思っているので、見せられたものを不用意に信じてしまうことがありますが、それは濁った水の中であまり何も見えていないような状態です。

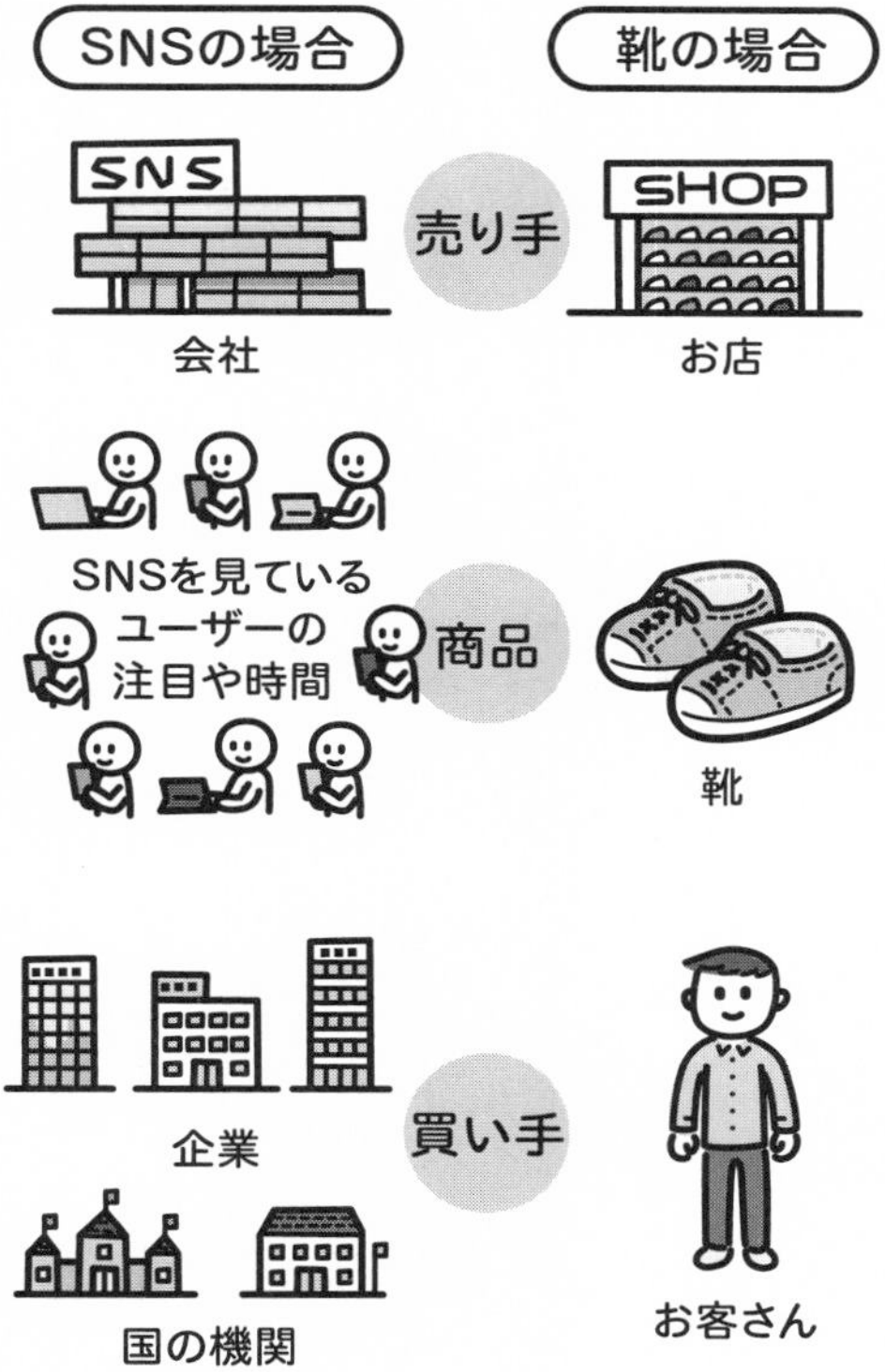
SNSの場合
靴の場合
SNS
SHOP
売り手
会社
お店
SNSを見ている
ユーザーの
注目や時間
商品
靴
買い手
企業
国の機関
お客さん

株式会社〈スマートフォン・ブレイン〉

新しいSNSを立ち上げて成功させるにはどうしたらいいのでしょうか。ここでひとつ一緒に立ち上げてみませんか。そのSNSを〈スマートフォン・ブレイン〉と名づけましょう。英語にすると何でもかっこよく聞こえるし、世界中の何百万人ものユーザーを取りこむには日本語だと難しいでしょう。

まずはユーザーを大量に集めなければいけません。ユーザーの注目と時間が私たちの儲けになるのですからとても大事です。どうすれば集められるでしょうか。たくさんの人に新しいSNSを見に来てもらうには、インフルエンサーなどの有名人にお金を払って、〈スマートフォン・ブレイン〉に入ってもらいます。でも心配はいりません。有名人の一人一人が何千人ものフォロワーを連れてきてくれますから、そのお金は後で回収できます。

他のページから〈スマートフォン・ブレイン〉に飛んだり、投稿をかんたんにシェアしたりできるようにもしましょう。ともかく人の目に触れるようにして、「私もそのSNSをやらなきゃ」と思わせるのです。

コンテンツも必要ですが、それはユーザーが勝手に作ってくれるから、お金を払う必要はありません。SNSの画面の一部は広告スペースとして売りますが、広告が多過ぎるとユーザーに飽きられてしまうのでバランスが大事です。

さあ、これで新しいSNS〈スマートフォン・ブレイン〉をオープンする準備ができました。うまく売れることを祈りましょう！

便利なトリック

株式会社〈スマートフォン・ブレイン〉の商品はユーザーの時間と注目ですから、ユーザーにそれを提供させなければいけません。そのために色々なトリックがあります。

その1つが74ページに出てきた「無限スクロール」で、ページに終わりを作らないようにする技術です。他にも、ユーザーが見たい時にではなく、私たちが見てほしい時にユーザーに見させるテクニックもあります。見てほしい時というのは、一番効果のあるタイミングという意味です。

誰かが投稿に「いいね！」を押しても、すぐに投稿者に親指マークや赤いハートを見せてはいけません。数秒から数分かかるようにしておくと、ユーザーは「どうなったかな？」と気になり、何度も確認しに来ます。そして通知は何度にも分けて送り、ちょうどいい間隔でユーザーを戻ってこさせるのです。

そして**一番強い味方はアルゴリズムです。ＳＮＳではアルゴリズムというコンピューターのプログラムが、誰にいつ何を見せるかを決めているのです。**

アルゴリズム——ＳＮＳの脳

ＳＮＳ〈スマートフォン・ブレイン〉でも、一番やりとりの多いユーザーの投稿を多く表示するようにしています。文字だけよりは写真のほうがましですが、写真より動画のほうがおもしろいので、動画が一番目につくようにします。

ユーザーのアクティビティも細かく分析して、仔犬《こいぬ》の動画をよく見るユーザーにはどんどん仔犬の動画を見せます。ユーザーがＳＮＳ以外にネット上で何をしているかもちゃんと知っています。どこに住んでいて、どこによく出かけるかなども分かっています。

どんな芸能人やインフルエンサーをフォローしているのか。普段、どういう分野の記事をクリックするのか。ユーザー本人はどんな投稿をするのか。それがファッションなのかスポーツなのか、あるいは旅行の投稿なのか。

アルゴリズムはそういった情報をすべて集めて、各ユーザーの画面に何を見せるかを決めています。目に入るものすべてがその人の興味と注意を引くように、ユーザーの画面はそれぞれオーダーメードになっているのです。なにしろ株式会社〈スマートフォン・ブレイン〉は彼らの注目と時間を売って稼ぐのですから。

ビッグデータ

昔はこれほどの量の個人情報を集めることはできませんでした。それが今では「ビッグデータ」と呼ばれ、信じられないほどのスピードで大きくなっています。そのおかげでアルゴリズムの性能も日に日に増しています。

私たちは自分が思っているほど特別ではありません。ある年代の人、ある場所に住む人、ある趣味を持つ人は、たいてい同じものを読んだり見たりしています。

しかし私たちは1つのグループだけに属しているわけではありません。ある人は20代で、パズルマニアで、猫好きで、○○市に住んでいます。いくつものグループに属していても、ビッグデータやコンピューターの無限に近い能力のおかげで、見せたいメッセージを見せるターゲットを探すことができるのです。そうやって広告や個人的な意見をユーザーに見せていきます。

3つのボタン

では、株式会社〈スマートフォン・ブレイン〉はどうすれば一番効果的にメッセージを広められるでしょうか。便利なボタンが3つあります。それはユーザーの脳に入りこむための3本の近道のようなもので、おどろくほど効果があります。

1つ目は「怒らせボタン」。私たちは色々なことに対して怒るのが好きです。実際の生活で人とケンカしたくはないですが、ネット上なら心の中の怒りやストレスやがっかりを吐き出すことができます。「なんだって!? バカなやつらがいるものだ……ハバヒロクチバシカワウソの唯一《ゆいいつ》の産卵地に高速道路を通すなんて！ これは世界中に知らせないと。シェアしよう！」という具合です。

2つ目のボタンは「怖がらせボタン」で、これは色々な目的で使えるボタンです。たとえば広告にも使えます。「やっぱりこのTシャツは買わなくちゃ。みんな持っているみたいだし」と焦らせたり、もっと政治的な内容なら「やばい、地球がダメになりそうだ。どうにかしないと！」とこわがらせたりすることもできます。これはあくまで例です。

3つ目のボタンはちょっと複雑です。「やっぱりねボタン」とでも名づけましょうか。私たち人間は全く知らなかった情報には意外と興味がなく、それよりも、すでに知っていることを裏づけてくれるような情報、自分がうすうす感じていたことを証明してくれるような情報が大好きです。「また○○市のやつらが問題を起こしたのか！　やっぱりあいつらはよくない……」というように。

それが次に説明するエコーチェンバー現象につながっていきます。

エコーチェンバー現象

SNS〈スマートフォン・ブレイン〉では1人1人が自分だけのために用意され

た体験をしています。アルゴリズムとＡＩ（人工知能）が、各ユーザーが時間をかけて見てくれるような投稿を選んでいるからです。しかしそのせいで、ユーザーは同じような種類の投稿や意見ばかりを目にすることになります。

あなたが「地球は平らだ」と信じていたら、あなたのＳＮＳの画面はそれを裏づけるような投稿ばかりに埋め尽くされるでしょう。**それを「エコーチェンバー現象」と呼びます。自分がすでに思っていることや信じていることばかり目にすることになる現象です。**

すると、あなたは他のみんなも自分と同じように考えているとかんちがいしてしまいます。他の人はまったく別の投稿を見せられているのに、あなたはそれには気づかないし、分かりようがないのです。

時間が経《た》つにつれ、あなたはさらに「地球は平らだ」という自信を強め、世界中の人全員がそう思っていると信じこんでしまいます。これはとても危険なことです。

フェイクニュース

そうすると、あなたはフェイクニュース（偽《にせ》ニュース）にも簡単にだまされてし

フェイクニュース

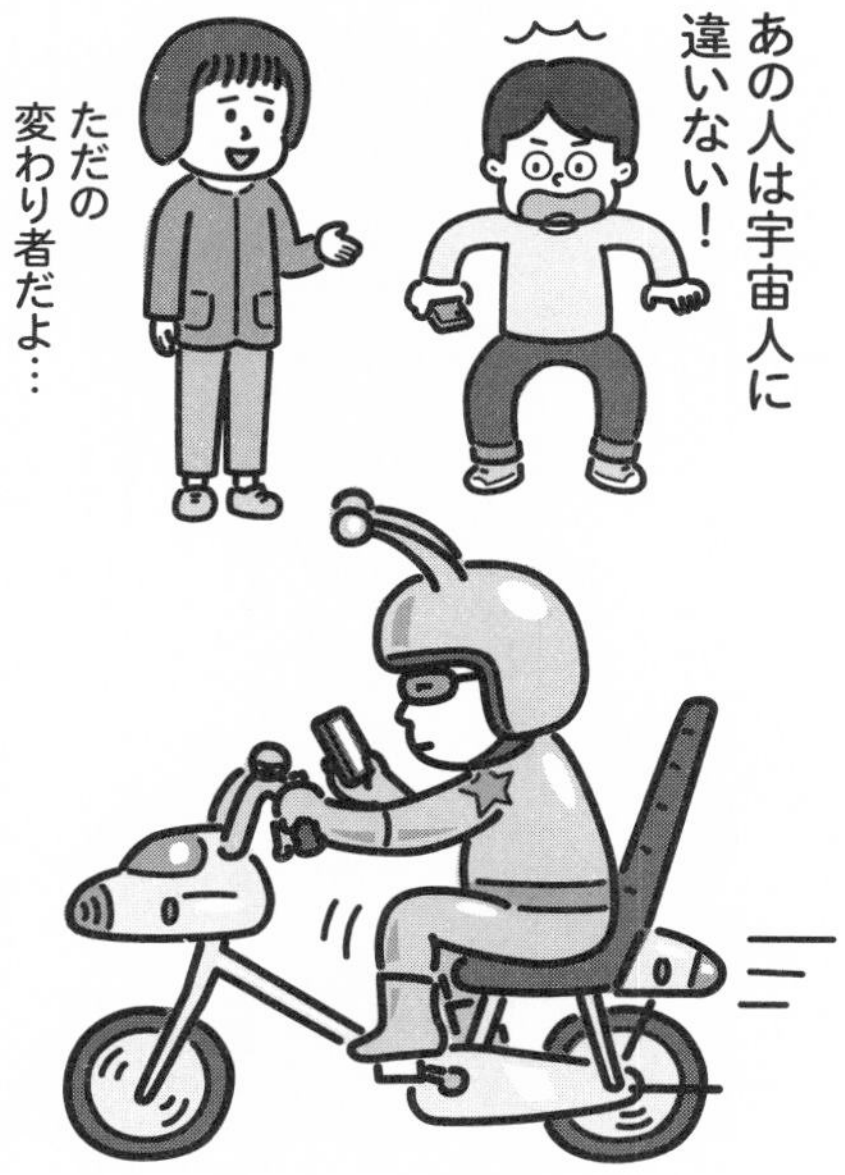
あの人は宇宙人に違いない！
ただの変わり者だよ…

まいます。ある調査によれば、フェイクニュースはネット上で本当のニュースよりもずっと速いスピードで広まります。おかしなことではありません。フェイクニュースを広めたい人は事実かどうかなど気にせず、投稿をいくらでも大袈裟《おおげさ》に書いて目立つようにすればいいのですから。

だから私たちは、バカげた内容を信じてしまわないように注意しておかなくてはなりません。カワウソにクチバシがあって卵を産むなどという事実は今までに証明されたことがありませんし、○○市に住む人は問題ばかり起こすと思いこんでしまうのは偏見です。

陰謀論

もう1つネット上であっという間に広まってしまうのが、「陰謀論」です。人類は月に着陸してはいない、地球は宇宙人に支配されている、といったような主張です。

「そんなことを信じる人なんているわけない」と思うでしょう。しかし実際にはあなたが思うよりずっと多くの人がそれを信じています。

なぜでしょうか。それはおそらく、今の世界はひどく複雑で、理解するのが難しいからです。この世には単純な原因など滅多にありません。だって世界自体が単純ではないのですから。それでも私たちは理解しようとがんばります。しかし理解できなければ、自分にも理解できる選択肢を選んでしまうのです。たとえば「最近の研究など、どれもでっちあげだ（私に理解できないことは他の人にも理解できないはず）」と考えるのです。そして「新しい政策の裏には邪悪な計画があるはずだ（政治家たちは本当は宇宙トカゲで、社会問題はどれも私たちで実験しているだけ）」となるのです。

人間はどんなことにも理由を見つけたい生き物なのです。すべてを破壊しようとしている悪者がいる、それさえいなくなれば何もかも良くなるはずだと信じたいのです。しかしそんなことはまずありません——陰謀論の中以外には。

作った人に悪意はない

ＳＮＳを開発した人たちは、悪気があって開発したわけではありません。**ただ、あなたが喜びそうなものを作っただけです。ついでにあなたの時間や注目を売るた**

めに、なるべく長くそのSNSにとどまっていてほしいだけです。そのためにあなたのことを調べ上げ、アルゴリズムとＡＩに見せる投稿を決めさせるのです。

それはただのビジネスで、何の悪意もありません。ＡＩは世界中の何億人という人々のネット上での行動を分析し、パターンやトレンド、方向性を探します。そうやって、あなたは自分でも知らなかったけれど興味を持つような投稿を見せられるのです。

今ではやっと少しずつ改善されてきていますが、ＡＩはＳＮＳであなたに嘘《うそ》の内容を見せても罪悪感はありません。あなたの注目さえ引ければそれでいいのです。ＡＩというのはそのようにプログラミングされているのですから。

昔ＡＩを作った人も、私たちがエコーチェンバー現象や陰謀論にさらされるとは想像もしていなかったのでしょう。

〈スマートフォン・ブレイン〉2・0

さて、どうしましょうか。〈スマートフォン・ブレイン〉はビジネスコンセプトを考え直したほうがいいと思いますか？　ユーザーがアイデアを持ち寄れるようなスペースを提供して、新しい素晴らしい考え方が生まれるようなＳＮＳにしましょうか。

嘘や大袈裟な表現は禁止して、ユーザーが怒りもせず怖がりもしない初のＳＮＳにしたいですか？　ビッグデータを駆使して、人間の良い部分だけを探すＡＩをプログラミングすることもできます。

あなたなら、どうしますか。

夜、私たちが眠っている間、脳は大昔とまったく同じように仕事をしています。嘘だと思うなら、次の章を読んでみてください。

第10章

いつも寝ぼけたオサムの場合

・睡眠が足りない。昼間はずっと寝ぼけている。
・夜なかなか眠れないのに、朝はぜんぜん起きられない。
・頭がぼーっとしているのは自分でも分かっている。色々忘れるし、前みたいにアイデアがわいてこない。

いつも寝ぼけたオサムの1日

朝

8時前に母親が起こしに来ました。もう1時間も前から、何度も声をかけにきていますが、今度こそ本気のようです。

母親がカーテンを開くと、オサムの顔に朝日が当たりました。それから布団《ふとん》をはがされましたが、それでも眠っているので、母親は無理やりオサムの上半身を起こし、足をベッドから下ろしました。

「ほら、起きなさい！　あと15分で学校が始まるんだから！」

「むにゃむにゃ。起きてるよ、パパ」

昼

学校では何もかもゆっくりしか進まないように感じます。頭が重いから、熱があるのかもしれません。

昼休みはサッカーをして、まあまあ楽しかったのですが、ルールのことで女子と言い合いになってしまいました。どうでもいいようなことなのに、イライラを発散するためにケンカしたようなものです。

午後の授業は長過ぎて、寝てしまいそうでした。きっと風邪でも引いたのでしょう。手を上げて「家に帰ってもいいですか」と聞く元気もありません。

夜

寝る時間になってやっと元気が出てきたので、パソコンでゲームを始めました。すると急に普段の自分に戻りました。指も頭も素早く動きます。時間はどんどん経ち、オサムの部屋以外は家中真っ暗です。

「早く寝なさい！」母親が寝室で怒鳴っています。

オサムは仕方なく電気を消して、ベッドに入りました。スマホを見るぶんには部屋が真っ暗でも大丈夫。布団の中ならスマホの光がもれないし、あと2、3時間は見ているつもりです。

オサムの日常

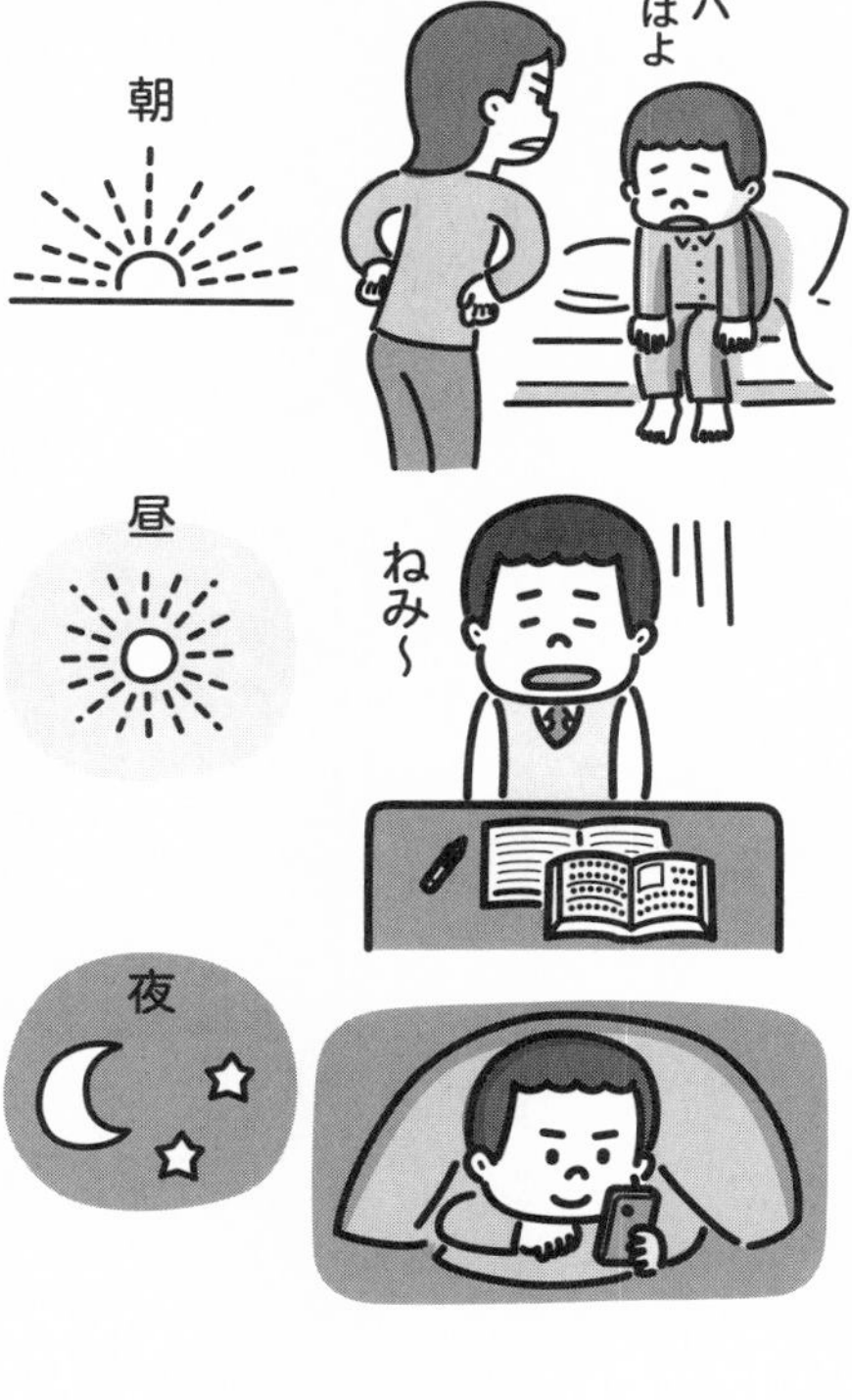

寝ている間に脳の中で起きていること

寝ている間に脳が「やっていないこと」があるとすれば、それは休むことです。

夜、入ってくる情報の波がやっと止まると、脳は今日1日何があったのかを見直し、今後どうしていくかを決める時間を取ることができます。**眠っている間も、脳はフル回転で働き続けているのです。**

大量の記憶に何もかもが埋もれてしまわないよう、脳はどの記憶を保存して、どの記憶を捨てるかを決めていきます。将来大事になってくることはすべて保存箱に入れていくのです。学んだことや、何かに激しく反応したり強い感情がわいたりした記憶は特に大事です。今後もあなたには色々な感情がわきますから、その時に過去に体験した感情と比べるために取っておくのです。

保存箱に入れた記憶にはラベルを貼《は》ったり、タグをつけたりします。あとでそのラベルやタグを頼りに記憶を探せるようにです。そのあと、脳の色々な部分に送られて保存されます。

保存する価値のない記憶はどうなるのかというと、捨てられます。つまり忘れてしまうのです。

寝ている間に感情が落ち着く

私たちは眠ると心が落ち着き、気持ちも安定します。寝ている間に辛《つら》いことや、嫌な考えや感情を処理しているからです。

扁桃体は脳にある警報センターですが、夢を見ている時にも活発になります。しかしストレスホルモンは増えないままなので、恐ろしい記憶や辛い出来事を感情的にならずに処理しているのです。どうしようもなく不幸な恋をしていることを、誰か信用できる人に話すような感じでしょうか。

感情を言葉に出して、相手に同情してもらったり、アドバイスをもらったりすることでも心が落ち着きます。それはあなたも知っていますよね。あなたの脳ももちろんそれを知っているのです。

夢を見ている間に起きていること

眠っている間には、脳の中で色々なバリアが外れます。あなたもおかしな夢を見ることがあると思います。まるで脳が羽目を外して、突拍子もないアイデアを試しているかのようです。これはブレインストーミング（アイデアを出し合う会議）のようなもので、あなたの発想力に欠かせないことです。

「大事な決定をする前に、一晩寝かせよう」とよく言われます。不思議なことに、たいていそれでうまくいくのです。問題の解決策が寝ている間に降ってきて、目が覚めた時には答えが出ているのです。

あなたが寝ていても、脳は寝ているわけではありません。

スクランブルエッグ

ビートルズのポール・マッカートニーが歴史上もっとも有名な曲、「イエスタデイ」のメロディーを思いついたのは眠っている時だったそうです。目が覚めるとすぐにピアノに向かい、メロディーを奏《かな》でましたが、その時はまだ「イエスタデイ～」ではなく適当に「スクランブルエッグ～」と歌いました。

しかし、あまりにも良過ぎる曲だと思って逆に心配になりました。前にどこかで聴いたことがあって、無意識のうちにメロディーを盗んでしまったのかもしれません。完全に新しい曲だということを確かめるために、ポールは何人もの友だちにメロディーを口ずさんでみせ、「今までに聴いたことがあるかい」と尋ねました。しかし誰もその曲を聴いたことはありませんでした。

睡眠の種類

「死んだように眠る」という表現がありますが、そんなことはできません。少なくとも、一晩中は無理です。眠っている間にもほぼ目覚めているような時間があり、それ以外の時間には夢を見ていて、時々深く眠る時間があります。

かんたんに言うと、ノンレム睡眠とレム睡眠（ほぼ目覚めているような状態）が交互にやってきます。90分が1サイクルで、それが繰り返されていきます。これが

「睡眠周期」と呼ばれるものです。

眠った直後は1サイクルのほとんどがノンレム睡眠で、そこからサイクルごとにレム睡眠の時間が長くなっていきます。レム睡眠は記憶や発想力のために大事で、感情を安定させる役割もあります。オサムがサッカーの時に女子と口論したことを思い出してください。オサムは睡眠時間が足りていないので、睡眠周期がまだほとんどノンレム睡眠のうちにもう起きる時間になっているのです。

レム睡眠の最中に起こされたほうがすっきり起きられるのですが、オサムの場合は滅多にそうなりません。

REM（速い目の動き）とは

レム睡眠のレムはＲＥＭ（Rapid Eye Movement）、つまり「速い目の動き」という意味です。

夢を見ている人を観察すると、閉じたまぶたの下で目が左右に素早く動いているのが分かります。目以外の身体《からだ》の部分は麻痺《まひ》したようにじっとしていますが、それは自分の意思で動かせる筋肉の神経が、目の筋肉以外はスイッチオフになっているからです。夢を見ている時に身体が動いてしまったら、大変なことになるのは分かりますね。

光は睡眠の敵

オサムの場合、昼夜のリズムがおかしくなっています。起きている時間がどんどん長くなり、寝る時間が足りていません。

昼夜のリズムを支配しているのはメラトニンというホルモンで、「寝る時間だよ」というのを身体に教えてくれます。メラトニンのレベルは昼間は低く、夜になると上がります。

メラトニンは太陽の光にコントロールされていて、太陽が沈むと身体がメラトニンをつくり、眠る準備に入ります。自然の中で暮らしていればそれで問題ありませんが、今の家にはランプなどの人工の光があります。それに最近ではスマホやタブレットのスクリーンも光を発しています。そういった光はメラトニンを作るのを妨げてしまいます。ランプやスマホ画面を消さないと、「寝る時間ですよ」というしっかりしたシグナルが出ないのです。

それに加えて、10代の若者の昼夜のリズムは元々自然にずれていきます。夜型になってしまい、朝はなかなか起きられません。しかも10代の若者はたっぷり睡眠が必要です。具体的に言うと9〜10時間必要なのです。

ティーンエージャーになりたてのオサムには悪いニュースですね。

ブルーライトの危険性

スクリーンが特に問題なのは、ブルーライトをたくさん出しているという点です。昔の人間にとって、ブルーライトというのは「雲ひとつない晴れた空」のことでした。そして私たちの脳の中で睡眠をコントロールしているシステムは、今でもブルーライトはそれだと思っています。

人間の目にはブルーライトに特に敏感に反応する細胞があって、**スマホやタブレットの画面から出るブルーライトを見ると、脳に「メラトニンを作ってはいけない」という指示が出てしまいます。**空が青く晴れわたっているのですから、寝ている場合ではありません。これであなたの体内時計は最悪の場合3時間も遅れてしまいます。つまりスクリーンを消してからも長い時間眠れないのです。

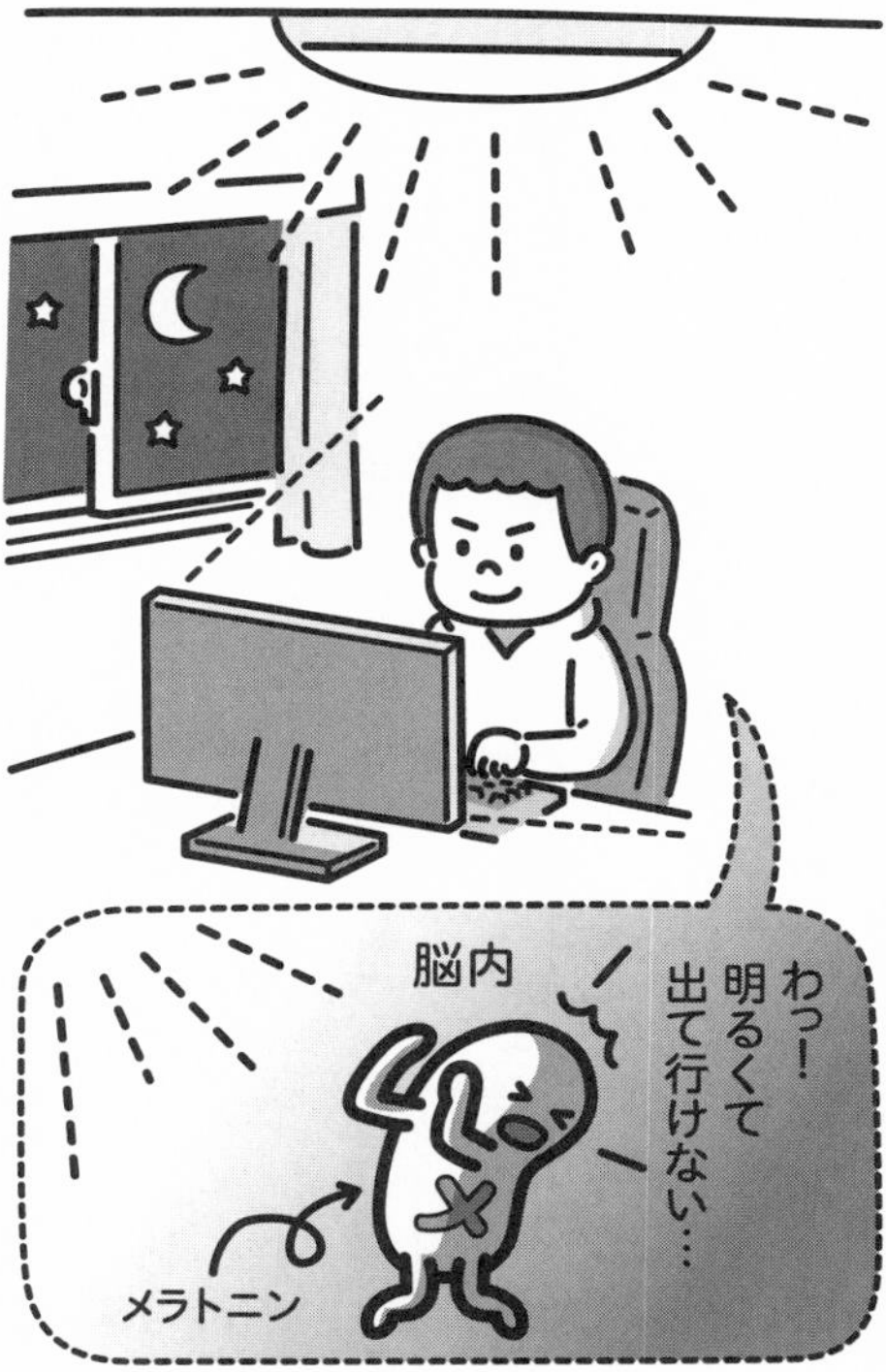

脳内
わっ！
明るくて
出て行けない…
メラトニン

睡眠時間が1時間減っている

睡眠不足なのはオサムだけではありません。睡眠の問題で病院に来る人の数は急増しています。

その大きな原因はスマホです。スマホをいじっているとあっという間に時間が経ってしまいます。しかしスマホの影響はそれだけではありません。**スマホをベッドの横に置いて寝ると、睡眠時間が21分も短くなるという、小学校高学年を調査した結果があります。**

私たちは近くにスマホがあるだけで、リラックスできないのです。1章や4章でも読んだ通りです。大事件や、わくわくするようなことが起きるかもしれない。それを見逃したくないと思ってしまうのです。

夜中に目を覚まし、「また眠る前にちょっとだけ」とスマホをチェックする若者が大勢います。1晩でなんと10回もチェックする人もいます。これではちっとも休まりません。

暗闇《くらやみ》で横になっているだけでいい

睡眠不足だと記憶や気分、それに発想力などに悪影響が出てきますが、休む機会さえもらえれば、人間の身体や脳は自分で自分を修理することができます。たまに眠れないくらいなら心配はいりません。そのあと何日かちゃんと眠れれば取り返せるのです。

暗闇の中でじっと横になっているだけでも、休息になっています。ただ、電気をつけたりスマホを取り出したりはしないでください。

チェックリスト！

いつも寝ぼけたオサムを助けよう

オサムが元気になり、イライラが減り、心が落ち着き、もっと発想力も上がるようにしてあげたいですね。ここにいくつかアドバイスを書いておきます。睡眠時間を増やし、眠りの質を良くする練習です。

1．夜になったら部屋を暗くしよう

布団に入るまで部屋の電気をすべてつけておく必要はありません。暗いほうがメラトニンが作られ、眠りやすくなります。

オサムの場合、夜になったら1つずつ部屋の明かりを消していくとよいでしょう。太陽がゆっくり沈んでいくのに似せることができます。

2．夜の準備をしよう

寝る前にやることを決めておきましょう。毎晩同じことを、できれば同じ順序でやるのがおすすめです。それによって身体や脳も「もうすぐ寝る時間だ」と気づきます。

3．寝る1時間以上前にスクリーンを消す

寝る1時間前からブルーライトを見ないようにしましょう。前もって計画しておけばできるはずです。

4. スマホは隠そう

「寝る前にあともう1度だけ」とスマホを手に取ってしまわないように、離れた場所に置いてから寝ましょう。夜中に目が覚めても手が届かない場所がおすすめです。一番良いのは別の部屋に置いておくことです。

オサムの誕生日に目覚まし時計を買ってプレゼントすれば、スマホのアラームを使わなくてすみます。

5. SNSのチェックは明日の朝

信じられないかもしれませんが、夜中に友だちにすごいことが起こるなんて滅多にありません。ましてや即座に知らなくてはいけないことなんてまず起きません。オサムには「見るのは明日でいいよ」と教えてあげましょう。

注意！

オサムがゲーマーなら、新しい情報を覚えるのに夜は一番悪い時間だということを教えてあげましょう。身体も脳も休息モードに入っていて、エネルギーを節約しています。集中力は落ちるし、反射神経も鈍っています。素早く判断する能力も下がっています。なお、エナジードリンクは役に立ちません。少し長く起きていられるようにはなりますが、やっていることの質は低いままです。

オサムが元気な時にゲームに誘えば、夜とはぜんぜんちがうプレイができることを実感するでしょう。

第11章

未来のスマホ脳

デジタル・カロリー

昔はエネルギーになるカロリーを食べられるだけ食べてしまうのが正解でした。次にいつ食べ物が見つかるか分からなかったからです。当時はそれで良かったのですが、今では事情がまったくちがいます。

私たちが好んで口にする食べ物の多くは、エネルギーは取れますが、栄養はほとんどありません。カロリーを取り過ぎで、エネルギー消費が少ないと、必要以上に太ってしまい不健康になります。

ですから栄養のある食事を心がけて、お菓子やジュースを減らしましょう。そしてもっと運動すること、それが大事です。

デジタルなカロリーについても同じだと考えてください。脳は私たちに栄養のない小さなドーパミンのごほうびをたくさんくれます。それでもっとスマホの画面を見たくなり、運動や趣味、他の人と会うなど、気分が良くなるようなことをするはずだった時間が奪われていきます。

では、**私たちはスマホを見るために時間をすべて使ってしまうなまけものなのでしょうか。そうやって身体も脳もどんどん悪くなるのでしょうか。**その点を詳しく見ていきましょう。

脳はスクリーンに慣れない

身体を鍛えると筋肉がついて、強くなります。脳も同じではないのでしょうか。スクリーンを何年も見続けていれば、だんだん気が散らなくなるのでは？

残念ながら、そのような結果は報告されていません。むしろ逆で、**気を散らされるのに慣れるほど、小さな小さな情報でも集中力が切れ、大きな情報を理解するのも苦手になるのです。**

甘いお菓子を食べると短期的にはスクリーンと同じようにドーパミンのごほうびをもらえますが、長い目で見ると栄養のある食事が大事です。しかし栄養のある食事は準備に時間がかかるものです。だから少し我慢して、脳にも空っぽのカロリーだけでなく、ちゃんとした栄養を与えてあげましょう。つまり、時間は短くても質のいいスクリーンタイムのことです。

私たちはかしこくなっているのかバカになっているのか

知能テストは20世紀の初めに始まりました。今から約100年前のことです。今の私たちが100年前の知能テストを受けたら、とても良い成績が取れることでしょう。では私たちはかしこくなっているのでしょうか。

そうではありません。ただ、テストで測るような種類の考え方の訓練を昔よりも積んでいるし、学校に通う年数も昔より長くなっています。しかし脳自体は、何千年も前から何も変わっていないのです。

知能テストが始まって以来、テストの結果は安定してどんどん良くなっていました。しかし20年前に何かが起きたようで、成績が下がり始めたのです。がくんと下がったわけではありませんが、心配になるくらいには下がっています。

誰にもその理由は分かりませんが、3つの可能性が考えられます。1つ目は、学校が前ほど厳しくなくなり、読解に力を入れなくなったこと。2つ目は、運動量が減ったこと（運動は思考にとても良いのです）。3つ目は、情報が多過ぎて整理できなくなってきたこと、です。

結論としては、脳はかしこくなってもいないしバカにもなっていないけれど、私たちが今生きている環境が脳にとって難しいものになったのでしょう。

私たちは相手の真似《まね》をする

赤ちゃんに舌を出して見せると、真似をして舌を出します。人間にはミラー（鏡）ニューロンという脳細胞があり、相手の真似をすることで学んでいるのです。ミラーニューロンはまた、他の人が感じていることを理解するのも助けてくれます。ドアに指を挟んだ人の写真を見ると、あなたの脳はその人と同じような反応をします。痛みは感じないけれど、不快さを感じるのです。

それと同じように、他の人の喜びや悲しみ、恐怖を感じることができます。**他の人を理解したいというのは人間が生まれ持った欲求なのです。**

脳は相手の言葉だけでなく、目の動き、表情、態度などからも多くの情報をもらっています。それによって相手の気持ちや考えを解釈するのです。〝心の理論

(Theory of mind)〟と呼ばれるもので、相手の頭の中で何が起きているかを推測しています。

何のためにそうしているのかというと、次に自分が何を言うか、何をするかを決めるためです。その訓練は子どもの頃から始めていて、中高生になるといっそう訓練を積みます。他の人に会うのが一番良い訓練になります。

共感力

「良い人」とはどんな人でしょうか。相手に共感できる人、つまり他人の気持ちが分かる人だとよく言われます。〝心の理論〟はそんな能力の基本になります。

そして、その能力は実際に人と会うことで養われます。ある調査によると、80年代に比べると、今の若者は共感力が減っているそうです。困っている人に同情を感じられるかどうか、他の人の目を通して世の中を見られるかどうか、といった能力も下がっています。小学校高学年および中学生を対象にした調査でも同じ結果が出ています。

それはスマホやタブレットに時間を使い過ぎているせいなのでしょうか？　確か

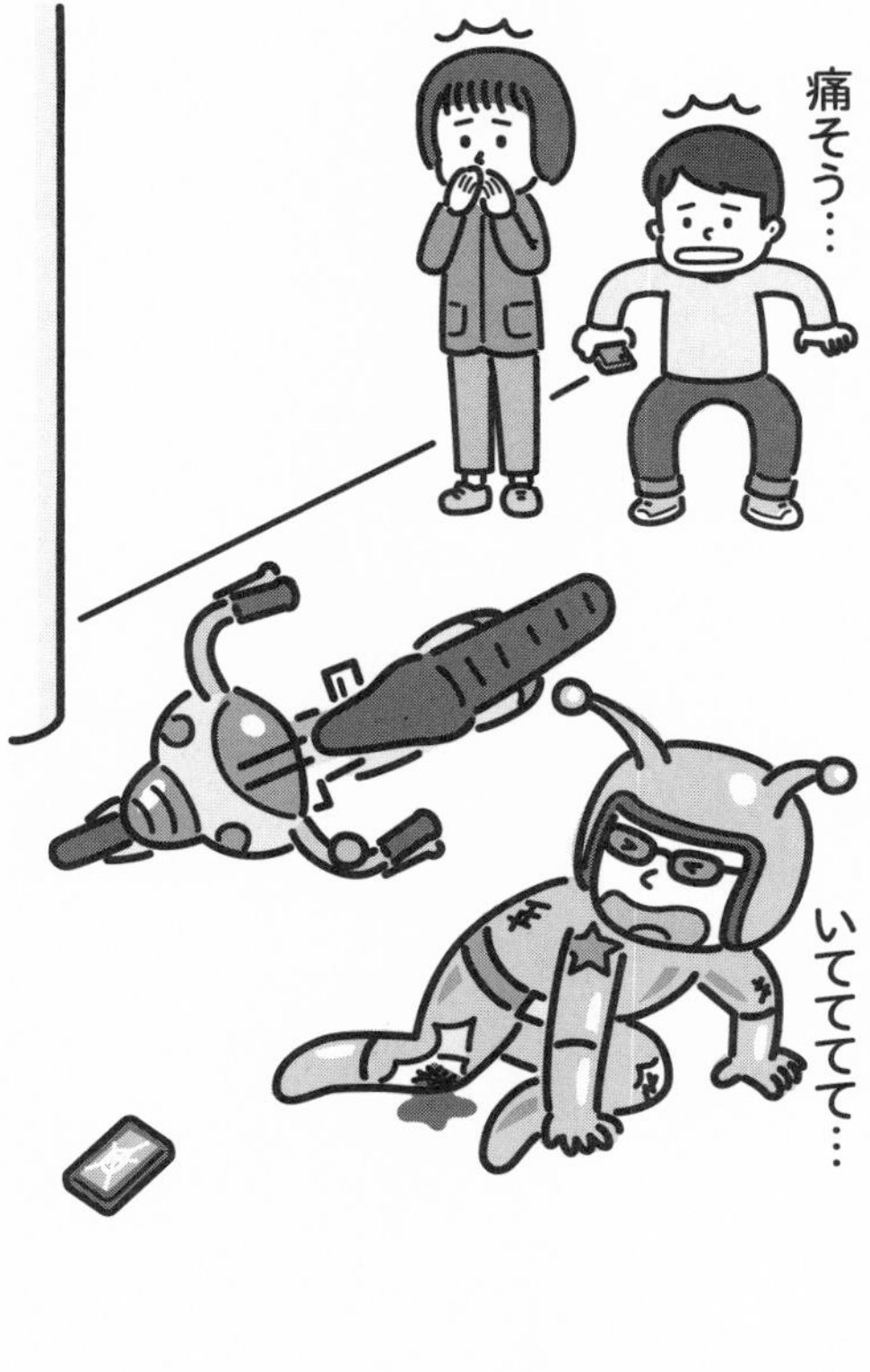
痛そう…
いててて…

なことは言えませんし、他にもいくつも理由があるかもしれません。しかしこのことは覚えておいたほうがいいでしょう。人間に共感力があるおかげで世の中はもっと良くなるのですから。

決めるのは私たち

140ページでも読んだ通り、私たちの生活を丸ごと飲みこみそうな勢いのSNSの裏に、邪悪な計画などありません。SNSを作った人たちは、一番私たちの注目を引くものを見せるようにアルゴリズムに命じただけです。私たちの注目を売るためにです。

そこにヒントがあります。私たちが他のことに注目を向け、陰謀論やフェイクニュースをシェアしなくなれば、今までとはちがったSNSが現れるはずです。お互いにもっと優しい言葉をコメント欄に書けば、アルゴリズムもそれに気づき、私たちを怒らせるような内容のものを見せてこなくなります。これはあくまで一例です。

ともかく、**決めるのは私たちなのです。あなたが決められるのです。**そのチャンスを利用しましょう。

スクリーンタイム・睡眠・運動

8～11歳の子ども4000人以上を対象に、記憶、集中力、言語能力を調査しました。どれも生きていく上で大切な能力です。

1日のスクリーンタイムが2時間以内の子どものほうが良い成績でした。しかし9～11時間寝ている子も成績が良かったのです。それにたくさん身体を動かし、しっかり運動をしている子も良い成績でした。

結論は単純です。毎日最低1時間運動して、9～11時間寝て、スクリーンタイムは2時間以内にする。それだけでいいのです。

あとがき

私たちは今、大変な世界に生きています。私たちの注目と集中力には黄金のような価値がある一方で、注目したり集中したりすることがどんどん苦手になっています。

指を伸ばすだけで、人類の知識のほとんどが手に入る時代でもあります。スクリーン機器と私たちの脳が協力すれば、ものすごい創造力を生み出すことができます。実際、そうなのです。

しかし、脳とスクリーン機器は協力できているのでしょうか。あるいは私たちは、スクリーン機器に利用されてしまっているだけなのでしょうか。

この本はここで終わりです。スマホやタブレットを使うと脳にどのような影響があるのかを学び、どうすれば脳とスクリーン機器が良い形で協力していけるのかも知ってもらえたらうれしいです。

あきらめずに努力してみてください。テクノロジーを正しい形で活用すれば、スーパーパワーを手に入れたも同然です。世界を変えるような映画や芸術、音楽を作ったり、研究や勉強をしたり、アプリやプログラムを開発して何百万人もの人の生活を良くしたりすることができます。ある分野に詳しくなったり、良い映画を観《み》たり、友だちと連絡を取り合ったり、最高のゲームをしたり――。1、2度画面をクリックするだけで、何でもできるスマホやタブレット、それはテクノロジーの世界からやってきたあなたの親友です。しかしどう使うかを決めるのはあなたなのです。作っている会社の人たちではなく。それを覚えておいてください。

あなたはきっと、スクリーン機器とうまく付き合っていけていると思います。しかし助けてあげなければいけない人たちもいます。たとえばいつも寝ぼけたオサム、それにいつも気が散るフウタや時間のないハナ、SNS漬けのヒカリたちです。どうか周りの人を助けてあげてください。

おわり

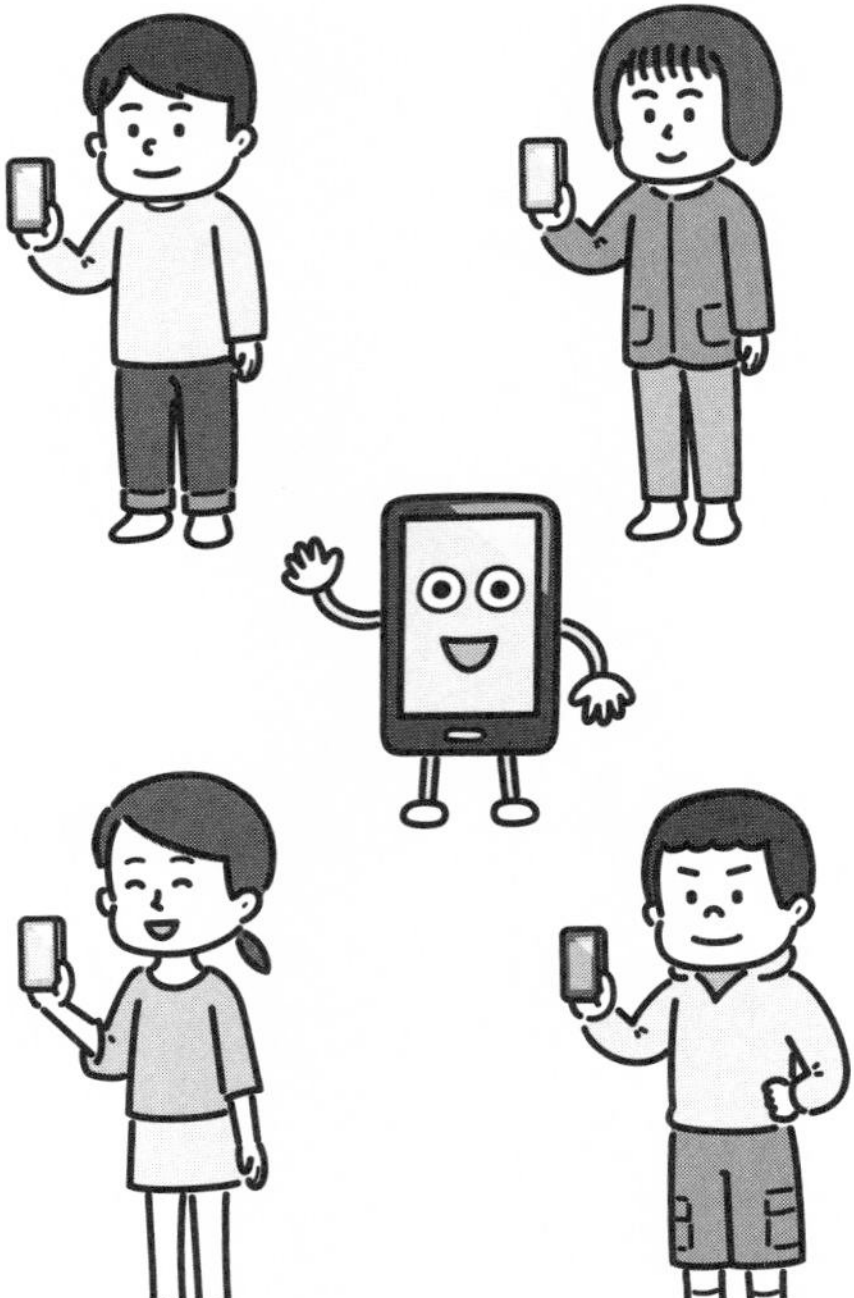

訳者あとがき

この本を読んでいるのは10代の皆さんが多いと思いますが、皆さんのご両親や先生が子どもの頃はスマホというものはまだ存在しませんでした。それが２０１０年頃から多くの人がスマホを持ち歩くようになり、今の大人が皆さんの歳《とし》くらいだった頃は0時間だったスマホ使用が、今では１日4～5時間（10代の若者の場合）に増えています。いつでもどこでも家族や友達と連絡を取ったり、次の場所への行き方を調べたり、知りたいことはほぼ何でも調べられるようになったりと、とても便利になった一方で、歴史上、人間の行動がこれほど短期間で変わったことはありません。１日0時間から4～5時間——そこに何か影響は生じないのでしょうか。未知の時代を生きるわたしたちは、自分たちをとんでもない危険にさらしているのかもしれません。実験では、スマホを手に取らなくても、机の上に置いてあるだけで集中力が落ちるという結果が出ていますし、スウェーデンでは今、眠れなくて受診する若者の数が２０００年頃と比べて8倍になっています。

ということは、やはりスマホを長時間使うと良くないのでしょうか。その問いに答えるためにこの『脱スマホ脳かんたんマニュアル』が誕生しました。けっして「スマホを使うのはやめましょう」とすすめる本ではなく、デジタル機器と上手に共存していくのが目的です。

・スマホの便利な機能は活用する。
・悪影響を及ぼす部分をきちんと理解して、気をつけられるようになる。
・身体《からだ》も心も元気で、脳もしっかり働くようにする。そのために大切な〝睡眠〟〝運動〟〝実際に人と会う〟ための時間が足りなくならないようにする。

以上のようなこの本のすすめを実践すれば、きっとスマホとのよい関係を築くことができるはずです。

なお、記憶力や発想力、そして成績を上げたい人には、親子で読める『最強脳――『スマホ脳』ハンセン先生の特別授業――』という本が新潮新書から出ています。

この本の著者のアンデシュ・ハンセン先生はスウェーデンの精神科医で、『Skärm-hjärnan』という本を大人向けに書きました。日本でも『スマホ脳』というタイトルで出版され、2021年に日本で一番売れた本になりました。世界中で多くの大人が読んだのですが、子どもの頃から知っておくべき大切な内容なので、児童文学作家のマッツ・ヴェンブラードさんに頼んで、若者向けのバージョンを書いてもらいました。それがこの『脱スマホ脳かんたんマニュアル』です。スウェーデンではこの本と『最強脳』を学校で無料配布するプロジェクトがあり、これまでに2冊でのべ24万5千人の子どもたちが受け取っています。なお日本語版では、日本の皆さんが親しみを持って読めるように、登場する4人の子どもの名前を「フィリップ→フウタ」など日本風にアレンジしています。国が違っても、10代のスマホにまつわる悩みは同じなのです。

この本が日本でも多くの皆さんの手に届くことを願っています。スマホを賢く使い、元気に過ごしましょう！

二〇二三年一月

久山葉子

本書は新潮文庫のために訳し下ろされた。

池谷裕二
糸井重里著

海　馬

―脳は疲れない―

脳と記憶に関する、目からウロコの集中対談。「物忘れは老化のせいではない」「30歳から頭はよくなる」など、人間賛歌に満ちた一冊。

池谷裕二著

受験脳の作り方

―脳科学で考える効率的学習法―

脳は、記憶を忘れるようにできている。そのしくみを正しく理解して、受験に克とう！――気鋭の脳研究者が考える、最強学習法。

池谷裕二著

脳はなにかと言い訳する

―人は幸せになるようにできていた!?―

「脳」のしくみを知れば仕事や恋のストレスも氷解。「海馬」の研究者が身近な具体例で分りやすく解説した脳科学エッセイ決定版。

池谷裕二著

脳には妙なクセがある

楽しいから笑顔になるのではなく、笑顔を作ると楽しくなるのだ！　脳の本性を理解し、より楽しく生きるとは何か、を考える脳科学。

岩崎夏海著

もし高校野球の女子マネージャーがドラッカーの『マネジメント』を読んだら

世界で一番読まれた経営学書『マネジメント』。その教えを実践し、甲子園出場をめざす高校生の青春物語。永遠のベストセラー！

植木理恵著

シロクマのことだけは考えるな！

―人生が急にオモシロくなる心理術―

恋愛、仕事、あらゆるシチュエーションを気鋭の学者が分析。ベストの対処法を紹介します。現代人必読の心理学エッセイ。

恩田陸著
六番目の小夜子
ツムラサヨコ。奇妙なゲームが受け継がれる高校に、謎めいた生徒が転校してきた。青春のきらめきを放つ、伝説のモダン・ホラー。

恩田陸著
夜のピクニック
吉川英治文学新人賞・本屋大賞受賞
小さな賭けを胸に秘め、貴子は高校生活最後のイベント歩行祭にのぞむ。誰にも言えない秘密を清算するために。永遠普遍の青春小説。

小川洋子著
博士の愛した数式
本屋大賞・読売文学賞受賞
80分しか記憶が続かない数学者と、家政婦とその息子——第1回本屋大賞に輝く、あまりに切なく暖かい奇跡の物語。待望の文庫化！

小川洋子著
いつも彼らはどこかに
競走馬に帯同する馬、そっと撫でられるブロンズ製の犬。動物も人も、自分の役割を生きている。「彼ら」の温もりが包む8つの物語。

角田光代著
さがしもの
「おばあちゃん、幽霊になってもこれが読みたかったの?」運命を変え、世界につながる小さな魔法「本」への愛にあふれた短編集。

角田光代著
しあわせのねだん
私たちはお金を使うとき、べつのものも確実に手に入れている。家計簿名人のカクタさんがサイフの中身を大公開してお金の謎に迫る。

サン＝テグジュペリ
河野万里子訳
星の王子さま

世界中の言葉に訳され、子どもから大人まで広く読みつがれてきた宝石のような物語。今までで最も愛らしい王子さまを甦らせた新訳。

サン＝テグジュペリ
堀口大學訳
夜間飛行

絶えざる死の危険に満ちた夜間の郵便飛行。全力を賭して業務遂行に努力する人々を通じて、生命の尊厳と勇敢な行動を描いた異色作。

ヴェルヌ
波多野完治訳
十五少年漂流記

嵐にもまれて見知らぬ岸辺に漂着した十五人の少年たち。生きるためにあらゆる知恵と勇気と好奇心を発揮する冒険の日々が始まった。

R・カーソン
上遠恵子訳
センス・オブ・ワンダー

地球の声に耳を澄まそう――。永遠の子どもたちに贈る名著。福岡伸一、若松英輔、大隅典子、角野栄子各氏の解説を収録した決定版。

E・ケストナー
池内紀訳
飛ぶ教室

元気いっぱいの少年たちが学び暮らすギムナジウムにも、クリスマス・シーズンがやってきた。その成長を温かな眼差しで描く傑作小説。

マーク・トウェイン
柴田元幸訳
トム・ソーヤーの冒険

海賊ごっこに幽霊屋敷探検、毎日が冒険のトムはある夜墓場で殺人事件を目撃してしまい――少年文学の永遠の名作を名翻訳家が新訳。

新潮文庫最新刊

朝井まかて著

輪舞曲《ロンド》

愛人兼パトロン、腐れ縁の恋人、火遊びの相手、生き別れの息子。早逝した女優をめぐる四人の男たち——。万華鏡のごとき長編小説。

藤沢周平著

義民が駆ける

突如命じられた三方国替え。荘内藩主・酒井家塁世の恩に報いるため、百姓は命を賭けて江戸を目指す。天保義民事件を描く歴史長編。

古野まほろ著

新任警視（上・下）

25歳の若き警察キャリアは武装カルト教団のテロを防げるか？ 二重三重の騙し合いと大どんでん返し。究極の警察ミステリの誕生！

一木けい著

全部ゆるせたらいいのに

お酒に逃げる夫を止めたい。お酒に負けた父を捨てたい。家族に悩むすべての人びとへ捧ぐ、その理不尽で切実な愛を描く衝撃長編。

石原千秋編著

新潮ことばの扉

教科書で出会った名作小説一〇〇

こころ、走れメロス、ごんぎつね。懐かしくて新しい〈永遠の名作〉を今こそ読み返そう。全百作に深く鋭い「読みのポイント」つき！

伊藤祐靖著

邦人奪還

—自衛隊特殊部隊が動くとき—

北朝鮮軍がミサイル発射を画策。米国によるピンポイント爆撃の標的付近には、日本人拉致被害者が——。衝撃のドキュメントノベル。

Title : Skärmhjärnan junior
Author : Anders Hansen & Mats Wänblad

Published by arrangement with Salomonsson Agency, Stockholm
through Tuttle-Mori Agency, Inc., Tokyo

脱《だつ》スマホ脳《のう》かんたんマニュアル

新潮文庫　ハ－60－1

Published 2023 in Japan
by Shinchosha Company

令和五年四月一日発行

訳者　久《く》山《やま》葉《よう》子《こ》
発行者　佐藤隆信
発行所　株式会社新潮社

郵便番号　一六二—八七一一
東京都新宿区矢来町七一
電話　編集部(〇三)三二六六—五四四〇
　　　読者係(〇三)三二六六—五一一一
https://www.shinchosha.co.jp

価格はカバーに表示してあります。

乱丁・落丁本は、ご面倒ですが小社読者係宛ご送付ください。送料小社負担にてお取替えいたします。

印刷・大日本印刷株式会社　製本・加藤製本株式会社

ISBN978-4-10-240281-8 C0147